Luis Bernal-Fortich
Elizabeth Pérez-Hernández

Sinovial, papel e tratamento na osteoartrite não inflamatória do joelho

Luis Bernal-Fortich
Elizabeth Pérez-Hernández

Sinovial, papel e tratamento na osteoartrite não inflamatória do joelho

ScienciaScripts

Autores:

- Luis Bernal-Fortich

Médico cirurgião ortopédico

Endereço: Rua 1A (Avenida Almirante Brion) N°. 3-50
Bairro de Laguito, edifício Alonso de Ojeda
Apartamento 201
Cartagena das Índias, Colômbia.
bernalfortichortopedia@gmail.com
luisbernal87@hotmail.com
Tel: +57 300 4027529

- Elizabeth Perez Hernandez

Doutor em Ciências na especialidade de Patologia Experimental
Chefe da divisão de educação em saúde, UMAE traumatologia, ortopedia e reabilitação "Dr. Victorio de la fuente narvaez", avenida fortuna, eixo 4 norte sn, 07760 Gustavo A. M.
Cidade do México, México
elizabeth.perezh@imss.gob.mx
Tel: +52 55 43610834

Palavras-chave

Sinovial

sinovite

Osteoartrite não inflamatória

Sinovectomia

Artroplastia total do joelho

Índice

1. Introdução.

A osteoartrite (OA) é a principal causa de incapacidade músculo-esquelética a nível mundial, sendo a forma de artrite mais prevalente no mundo, uma das principais causas de dor e incapacidade articular e a razão mais comum para a substituição total da anca e do joelho. No Reino Unido, há mais de 8 milhões de pessoas que vivem com OA e um inquérito realizado em 2003 a quase 2000 pessoas com OA revelou que 81% sofrem de dores constantes ou estão limitadas na sua capacidade de realizar tarefas quotidianas(1)(2).

Há várias décadas que a OA é reconhecida como um importante problema de saúde pública. Em 1996, estimava-se que 9,6% dos homens e 18% das mulheres com mais de 60 anos de idade sofriam de OA sintomática em todo o mundo. A OA do joelho representa um subconjunto importante do peso global da OA e é a principal causa de incapacidade funcional. Um estudo europeu estimou que a prevalência de OA do joelho radiográfica é de 13% para as mulheres e de 8% para os homens entre os 45 e os 49 anos, aumentando para 55% e 22%, respetivamente, nas pessoas com 80 ou mais anos de idade. Estes dados foram corroborados por um estudo inovador efectuado no condado de Johnston, NC, que concluiu que o risco de OA sintomática do joelho ao longo da vida era de 44,7%. Nos Estados Unidos, em 2004, os custos hospitalares e associados à substituição total do joelho foram estimados em 14,3 mil milhões de dólares, representando custos associados a cerca de 450 000 cirurgias. O número de substituições totais do joelho tem vindo a aumentar desde então. Os Centros de Controlo e Prevenção de Doenças (CDC) estimam que foram efectuadas 719.000 substituições totais do joelho em 2010 (1)(3).

A OA apresenta-se com uma queixa de dor e inchaço que resulta numa diminuição da mobilidade articular. Tradicionalmente, os critérios de diagnóstico incluem alterações radiológicas características, incluindo o estreitamento do espaço articular e alterações ósseas associadas. O joelho corresponde a uma articulação sinovial e diartrodial, que fornece ao tecido articular lubrificante, nutrientes, oxigénio e proteínas. A sinóvia é uma estrutura complexa relacionada com a mediação de processos inflamatórios em resposta a lesões ou doenças, pelo que só em condições anormais invade a superfície articular. (1)(4)

A hipertrofia sinovial é uma caraterística da OA avançada e, na ressonância magnética, está fortemente correlacionada com a dor no joelho. Existem cada vez mais provas de que a inflamação sinovial desempenha um papel fundamental nos sintomas e na progressão estrutural da OA. Foi demonstrado que a sinovite está correlacionada com a gravidade dos sintomas, a taxa de degeneração da cartilagem e a osteofitose (5). A hipertrofia do revestimento sinovial correlaciona-se topograficamente com áreas de desnudação da cartilagem subjacente e danos ósseos. (1) Por esta razão, nos últimos anos, a atenção voltou-se para a importância da sinovite na OA e tornou-se melhor apreciada com o advento de novas técnicas radiológicas, embora a OA não seja tradicionalmente considerada uma artropatia inflamatória clássica, devido à relativa falta de neutrófilos no líquido sinovial e à ausência de manifestações sistémicas de inflamação. Novas investigações comentam a importância de associar também as alterações no osso subcondral às alterações na sinóvia, parecendo desempenhar um papel fundamental na progressão da OA, não sendo ainda claro se e como estão associadas entre si e como desencadeiam os danos na cartilagem (2)(1)(6).

Nesta monografia serão revistos os temas relacionados com a sinovite como fator de risco para a OA do joelho, serão descritos os achados na sua função, a estrutura macroscópica e microanatómica da mesma, tanto em condições normais como patológicas, serão descritos os possíveis tratamentos utilizados na sinovite para evitar a progressão da OA do joelho e, finalmente, serão descritos os estudos recentes relativos à gestão da sinóvia durante a artroplastia total primária do joelho (ATJ).

2. Estrutura da sinóvia.

A membrana sinovial é um revestimento da cápsula dos espaços articulares diartrodiais, dos tendões intra-articulares, dos ligamentos e das bursas. Esta membrana é constituída por duas camadas, uma superfície contínua denominada íntima e outra subjacente ou subíntima. A camada íntima separa a cavidade articular ocupada pelo líquido sinovial e a camada subintimal (7)(8)(9). Ao contrário da serosa, não é um verdadeiro revestimento, uma vez que não tem células epiteliais, não tem membrana basal nem junções intercelulares (10).

2.1. Estrutura Macroscópica.

Normalmente, a sinóvia apresenta-se lisa e transparente, mas torna-se espessa, baça e opaca com as alterações patológicas. A sinóvia pode adotar uma coloração e um aspeto diferentes, dependendo do tipo de patologia que afecta a articulação. (4) Normalmente, a sinóvia normal contém uma camada íntima com 20-40 mm de espessura em secção transversal e uma subíntima areolar que pode ter até 5 mm de espessura. Em muitos locais, não existe uma membrana discreta, especialmente quando a subíntima é constituída por uma camada de gordura ou tecido fibroso. No entanto, é frequente haver uma variação considerável do aspeto típico da sinóvia normal, incluindo a ausência de células da íntima. O tecido sinovial doente pode perder qualquer estrutura de revestimento reconhecível e apenas ser definível pela sua relação com uma articulação (4)(7).

2.2. Estrutura e função microscópica.

A principal função da sinóvia é fornecer aos tecidos articulares lubrificação e nutrientes de oxigénio e proteínas, além de fornecer um invólucro deformável que permite o movimento de tecidos adjacentes relativamente não deformáveis.

A sinóvia areolar também pode ter propriedades viscoelásticas especializadas para lidar com o estiramento, rolamento e dobragem a que é submetida durante o movimento articular. As funções adicionais da sinóvia normal incluem a manutenção de uma superfície de tecido não aderente intacta, a lubrificação da cartilagem, o controlo do volume e da composição do líquido sinovial e a nutrição dos condrócitos nas articulações. (4)(7)(6)

A sua estrutura complexa conduz a papéis centrais na mediação da resposta inflamatória a lesões e doenças. A função mais detalhada da sinóvia é melhor apreciada através da compreensão das características dos seus componentes celulares e da sua estrutura microarquitectónica. (4)

As células que constituem o revestimento sinovial, denominadas sinoviócitos, estão dispostas numa espessura de 1-3 camadas, dependendo da localização anatómica. Estas células medem entre 6 e 12 pm de eixos principais e são funcionalmente subdivididas em duas populações principais, os sinoviócitos do tipo A ou semelhantes a macrófagos e os do tipo B ou semelhantes a fibroblastos (11)(12). Também a camada íntima apresenta uma pequena quantidade de líquido rico em hialuronano.

A camada subíntima areolar, designada por sublinha, relativamente acelular, inclui uma matriz extracelular colagénica, células adiposas, poucos linfócitos, mastócitos dispersos (13), células dendríticas (9)(14)(15), nervos simpáticos e sensoriais, escassa vascularização sanguínea e linfática. Esta camada mede 5mm de espessura e pode ser constituída por periósteo, perimísio, cartilagem hialina ou fibrocartilagem. De acordo com as características estruturais da camada subintimal, a sinóvia divide-se em fibrosa, areolar e adiposa, isto em função da sua elevada capacidade regenerativa (16)(17). Esta camada predomina nas grandes articulações e a formação de vilosidades e dobras é a sua caraterística comum. A camada de sinoviócitos está disposta em duas a três filas e no tecido conjuntivo frouxo subjacente existem capilares, arteríolas e vénulas.

A variedade fibrosa é caracterizada por tecido conjuntivo denso, pouco vascularizado e geralmente com uma única camada de sinoviócitos. Esta camada pode ser difícil de definir e ser constituída pelo tecido conjuntivo dos tendões, ligamentos ou fazer parte da fibrocartilagem (7).

A sinóvia adiposa também forma vilosidades revestidas por uma camada de sinoviócitos com uma rede capilar subjacente e está separada do tecido adiposo mais profundo por uma banda de colagénio. Esta variedade de sinóvia está normalmente associada ao envelhecimento e é identificada nas almofadas de gordura intra-articulares (18)(7).

Estudos de imunohistoquímica mostraram que os sinoviócitos do tipo A ou macrófagos-like expressam marcadores específicos da linhagem monócito-macrófago (8)(7)(19). Entre eles, os macrófagos da íntima têm atividade de esterase inespecífica (NSE), expressam o antigénio hematopoiético comum CD45, receptores de monócitos/macrófagos CD163 e CD97, enzimas lisossomais CD68, catepsinas B, L e D, recetor de imunoglobulina FcyRIIIa e menor expressão de CD 14, co-recetor para lipopolissacarídeo bacteriano (20)(21)(22)(23)(24)(25). Enquanto os macrófagos da subíntima dispostos à volta das vénulas são fortemente positivos para CD14 e FcyRI, com expressão mínima ou nula de FcyRIIIa (CD16a) (26)(27)(23) e NSE. Além disso, foi descrita a expressão da molécula do complexo principal de histocompatibilidade (MHC) de classe II, a expressão de Z39Ig, uma proteína relacionada com o complemento associada ao antigénio leucocitário humano e sub-região DR (HLA-DR) (28). Por outro lado, os macrófagos mostraram uma expressão variável das integrinas

CD18, CD11a, CD11b e CD11c, principalmente associada a modelos de inflamação (29).

Por outro lado, os sinoviócitos do tipo B ou os fibroblastos CD68 demonstram uma elevada atividade da enzima UDP glucose desidrogenase (UDPGD) necessária para a síntese de hialuronano (30). Os fibroblastos da íntima sinovial expressam o fator de aceleração da degradação CD55 (8)(7)(31), moléculas de adesão como a molécula de adesão celular vascular-1 (VCAM-1), a molécula de adesão intercelular (ICAM) -1, CD44, integrinas P_i e caderina-11 (32)(19)(33)(34)(35). Aparentemente, a expressão de VCAM-1 nos fibroblastos da íntima está relacionada com o recrutamento de leucócitos mononucleares na sinóvia. Além disso, a expressão de factores como CD55, VCAM-1 e CR2 nos fibroblastos da íntima está envolvida na sobrevivência dos linfócitos B (7). Entre outras populações sinoviais, foram encontradas células T CD3 +, incluindo células CD4 + e CD8 +, mesmo sem uma função específica conhecida. Por outro lado, estão descritas poucas células B, plasmócitos e células positivas para granzima B (8), (7), (9). Além disso, foram também descritos receptores Toll-like 2 (TLR2) relacionados com a angiogénese e a invasão nos fibroblastos da íntima sinovial (10). Outros factores expressos pelos sinoviócitos do tipo B de espécies animais incluem o PGP.95, um marcador neuronal (36).

Tal como referido anteriormente, também são expressos nos fibroblastos sinoviais diferentes receptores que permitem a ligação a proteínas da matriz extracelular, tais como CD49f, CD49b, CD49e e CD49e para a laminina, o colagénio dos tipos I e IV e a fibronectina, CD51 para a vitronectina, CD54 (ICAM-1) e CD31 (32)(37).

Molecularmente, a matriz extracelular da camada íntima inclui uma rede fibrilar, contendo proteínas como os colagénios tipo III, IV, V, VI e o escasso colagénio tipo I; tenascina X, perlecan (um proteoglicano de sulfato de heparano), laminina, fibronectina, fibrilina-1 e proteoglicano rico em condroitina-6-sulfato (38)(39)(40)

(41) . A subíntima contém colagénio de tipo I, III, V e VI, glicosaminoglicanos, perlecan, tenascina X, fibrilina-1 e lamininas. Existe também uma quantidade abundante de ácido hialurónico tanto na camada íntima como na subintimal, que diminui em direção à profundidade desta última (7)(38)(39).

Os capilares da íntima são fenestrados, as vénulas estão normalmente localizadas profundamente na membrana sinovial e estão associadas a arteríolas e vasos linfáticos (42) (43). Até à data, não foi demonstrado que as células endoteliais desta rede expressem marcadores vasculares específicos. Da mesma forma, a sinóvia tem um rico suprimento nervoso, incluindo o sistema nervoso simpático em associação com redes vasculares e extensão para a íntima (44).

A produção de citocinas pró-inflamatórias na sinóvia normal é normalmente baixa, incluindo a interleucina-1 (IL-1), a interleucina-6 (IL-6) e o fator de necrose tumoral alfa (TNF-a), ao contrário da citocina anti-inflamatória antagonista do recetor da IL-1 (o inibidor da IL-1). Por outro lado, tanto o ativador do recetor do ligando NF kappa B (RANKL) (fator essencial na osteoclastogénese) como a osteoprotegerina, o inibidor natural do RANKL, são igualmente baixos na sinóvia (8), (7).

A nível ultra-estrutural, foram descritas junções Gap entre células do tipo A, em menor grau entre células do tipo A e B, e entre células do tipo B (45). In vitro, foi demonstrada a expressão das conexinas Cx43 pelos sinoviócitos de tipo B associada à comunicação intercelular de junções comunicantes (GJIC) com condrócitos activados (46), (47). A expressão de Cx26 e Cx32 na sinóvia também foi descrita, mas o seu papel na homeostasia desta membrana ainda é desconhecido (45).

3. A sinovial na osteoartrose.

Como é sabido, a osteoartrite é uma das artropatias crónicas mais comuns em todo o mundo, associada aos idosos e causadora de dor e incapacidade (48)(49). Uma de suas principais características é a erosão e destruição progressiva da cartilagem articular, cuja degradação está associada à inflamação mediada por citocinas pró-inflamatórias (50)(51). Geralmente, a afeção articular inclui cartilagem, membrana sinovial, osso subcondral, sistema muscular periarticular e ligamentar (52)(53)(54). Conforme descrito na literatura, a sinovite na OA está fortemente associada a danos na cartilagem e no osso subcondral (55)(56).

As lesões osteocondrais precoces, as rupturas meniscais ou ligamentares podem favorecer o recrutamento de macrófagos da medula óssea e, secundariamente, levar à libertação de produtos de degradação óssea, como o hialuronano (57), à expressão de citocinas como a IL-1 e o TNF ou à ativação da imunidade inata, como os padrões moleculares associados aos danos (DAMP) (58)(6)(55)(56)(59).

As alterações da membrana sinovial na OA podem variar desde um aspeto normal sem espessamento da camada íntima até à sinovite na OA avançada e casos incertos nos doentes com OA precoce ou moderada (60)(61). Desde os anos oitenta, tem sido demonstrada a presença de sinovite em doentes com OA (60) (50)(5)(62)(63). Estudos imagiológicos, como a ressonância magnética (RM) e a ecografia, confirmaram a inflamação "macroscópica" da sinóvia na OA (64)(65)(66). Histologicamente, o padrão caraterístico da sinóvia na OA inclui hiperplasia dos sinoviócitos, fibrose e angiogénese, bem como infiltração inflamatória predominantemente de células mononucleares (67)(68)(69). Estas populações celulares incluem macrófagos isolados ou com formação de células multinucleadas gigantes com atividade fagocitária (70). Para além dos condrócitos, a produção de citocinas na OA deve-se em grande parte aos macrófagos sinoviais (71). A este respeito, é provável que os produtos de degradação da cartilagem hialina libertados na cavidade articular iniciem o processo inflamatório da sinóvia, bem como os danos no menisco e no osso subcondral. Secundariamente, os sinoviócitos libertam mediadores pró-inflamatórios atraindo células imunitárias, estimulam a angiogénese e são responsáveis pela alteração fenotípica dos condrócitos (72). Por sua vez, os condrócitos produzem citocinas e metaloproteases que contribuem para a degradação da cartilagem e aumentam a inflamação da sinóvia (50). Entre as principais citocinas envolvidas no dano articular na OA estão a IL-1, o TNFa e o VEGF (fator de crescimento endotelial vascular) (73)(2).

Na OA precoce, as alterações sinoviais foram observadas predominantemente em áreas de defeitos condrais; comparativamente, na OA avançada, a sinovite é difusa e não está precisamente associada aos referidos defeitos condrais. As áreas de fibrose e o infiltrado linfoide estão geralmente relacionados com áreas de neoformação vascular (69) (74) (75) (76). Alguns estudos descrevem que a infiltração da sinóvia por macrófagos CD68+ predomina na fase final da OA (77)(78), enquanto outros associam esta infiltração às fases iniciais da doença (68). Assim, a expressão de VEGF por esta população de macrófagos sinoviais estaria a contribuir para a angiogénese e inflamação da OA (79). Agregados de linfócitos também têm sido associados a estágios tardios da OA, geralmente sem formação de centros germinativos (79)(74). O subtipo Th1 de células T tem sido a população celular preponderante com a subsequente produção de IFNy e TNF, citocinas relacionadas com a osteoclastogénese (80)(81). Este processo parece estar relacionado com as alterações osteopénicas nas fases iniciais da OA e com a formação dos geodos nas fases avançadas.

Os produtos de degradação da matriz extracelular da cartilagem, como a fibronectina e o colagénio, contribuem para a inflamação da sinóvia (68). Do mesmo modo, várias metaloproteinases expressas nos sinoviócitos do tipo B, como a MMP-1, MMP-3, MMP-9 e MMP-13, também participam no processo degenerativo da cartilagem (82). Além disso, na OA, a Cx43 é regulada pela IL-ip, que é derivada tanto de sinoviócitos semelhantes a fibroblastos (83) como de condrócitos (46), (84). Além disso, a sobreexpressão da Cx43 aumenta a expressão de metaloproteinases, aggrecanases e citocinas pró-inflamatórias através do fator nuclear KB140 (85).

A inter-relação entre a sinóvia e o osso subcondral na patogénese da OA está bem estabelecida (6). A osteopenia do osso subcondral e a formação de pseudocistos ou geodes podem estar relacionadas com esta sobreexpressão de citocinas derivadas de macrófagos sinoviais. Outra teoria associa um processo de diferenciação destes sinoviócitos tipo A em osteoclastos funcionais envolvidos na remodelação do osso subcondral na OA (86)(87). No entanto, os mecanismos de migração celular ou processos relacionados são ainda desconhecidos. A resposta dos macrófagos da medula óssea poderia ser uma consequência do stress mecânico, tendo também sido proposto que a membrana sinovial poderia atuar como um sensor mecânico e metabólico local e sistémico.

Existe uma interação importante no estudo do início e progressão da OA, que intervém na relação da sinóvia com o tecido da medula óssea(6). A questão de saber se e como o tecido da medula óssea e o revestimento sinovial podem interagir na OA é semelhante à situação na artrite inflamatória, em que ambas as hipóteses de patogénese da sinóvia para a medula e da medula para a sinóvia foram convincentemente afirmadas (6)(88). Isto deve-se ao facto de o ambiente metabólico da SF na OA ser semelhante ao da artrite inflamatória (89). Foi demonstrado inequivocamente que tanto a sinovite como a

As LMF ocorrem e coexistem antes do desenvolvimento da OA radiográfica

(90). As BMLs de base previram a progressão de defeitos específicos do local e a perda de volume da cartilagem de uma forma dose-resposta, sugerindo que as BMLs podem ter um efeito local na homeostase da cartilagem. Os defeitos de base previram a progressão da LMB específica do local, o que pode representar um aumento da carga óssea adjacente aos defeitos. Estes resultados sugerem que as LMFs e os defeitos estão interligados e desempenham um papel fundamental na perda de volume da cartilagem do joelho (91), mas estas perdas, na OA do joelho, estão frequentemente localizadas na região central dos côndilos ou do planalto tibial e relativamente distantes do tecido de revestimento sinovial. Por conseguinte, pode postular-se que as LMF na primeira linha são a consequência do stress mecânico (por aumento da pressão osso-osso ou tração do tendão) que termina em osteosclerose. Por outro lado, o tecido sinovial também detecta o comprometimento mecânico, mas, ao mesmo tempo, actua como um sensor metabólico local e sistémico. (6) Ao promover a formação de osteoclastos, a sinovite está provavelmente envolvida na remodelação óssea catabólica, tal como se observa nas fases iniciais da OA (86). A penetração da cartilagem e do osso subcondral por tecido semelhante a um pannus foi demonstrada no compartimento medial da OA do joelho (92), mas com menos erosões do que as observadas tipicamente na AR (6).

A infiltração de mastócitos nas membranas sinoviais de doentes com OA parece estar relacionada com a gravidade radiográfica da doença (93)(94). A libertação de TNF por degranulação dos mastócitos tem sido relacionada com modificações na mecanotransdução na OA (95). Este aumento da infiltração de mastócitos tem sido associado à grande vascularização do tecido tipo pannus descrito na OA, onde foi demonstrada a expressão de IL-1 e metaloproteinases (92). Estes depósitos de fibrina têm sido clinicamente relacionados com a rigidez articular, contribuindo também para o dano ósseo subcondral e cartilaginoso (94).
Foram obtidos perfis metabólicos diferenciais utilizando a análise metabolómica

do tecido sinovial entre as fases inicial e tardia da OA. Metabolitos como a pró-hidroxiprolina, a acetilcarnitina, o mio-inositol, a N-acetilornitina, o succinato, a glutamina e a ureia foram predominantemente expressos nas fases iniciais da OA. Do mesmo modo, as vias metabólicas estavam associadas à degradação do colagénio, ao catabolismo dos aminoácidos, ao metabolismo energético, ao metabolismo dos lípidos e aos hidratos de carbono, com potencial utilização como biomarcadores (96). Além disso, a partir de estudos metabolómicos do líquido sinovial de doentes com OA, foram descritos dois grupos que expressavam uma relação diferente entre a acilcarnitina e a carnitina, indicando uma variabilidade na atividade da acetiltransferase (97). Outros estudos relacionados revelaram um aumento da frutose e do citrato associado a hipoxia, desregulação das vias energéticas, aumento do metabolismo dos lípidos e dos ácidos gordos (98). Aparentemente, as alterações metabólicas do líquido sinovial estão correlacionadas com a progressão radiográfica da OA de acordo com a classificação de Kelgreen-Lawrence (99)(100).

As intervenções nestas vias metabólicas poderiam contribuir para melhorar os sintomas dos doentes, evitar a sua rápida progressão e, em última análise, diminuir o número de substituições totais do joelho como parte do tratamento final do doente com artrite do joelho, que é já um problema de saúde pública.

4. A sinovite inespecífica

A sinovite crónica não específica constitui o tipo mais comum de artrite.(101) Na população com sinovite, a incidência de sinovite crónica não específica variou entre 10 e 71% em diferentes estudos. (101)(102)(103) Os casos de lesão sinovial inflamatória variam entre a primeira e a oitava décadas. O grupo etário mais comum afetado situa-se entre os 40 e os 50 anos. Os homens foram mais frequentemente afectados com M:F1:0,6, os sintomas mais comuns observados foram dor e inchaço, sendo o joelho a articulação mais frequentemente afetada. (103) A sinovite crónica com derrames articulares recorrentes representa um fardo clínico debilitante com profundas implicações socioeconómicas. (104)

Vijay.P.M 2011 et al, Fizeram a correlação clínico-patológica da morfologia de várias lesões inflamatórias clinicamente suspeitas do tecido sinovial e a sua utilidade diagnóstica. Fizeram a correlação clínico-patológica da morfologia de várias lesões inflamatórias clinicamente suspeitas do tecido sinovial e a sua utilidade diagnóstica. Sobre a sinovite crónica inespecífica, 23% dos doentes diminuíram no mesmo espaço radiologicamente, a taxa de sedimentação de eritrócitos estava aumentada em 7% dos doentes e variava entre 29-46mm/hora e 29mm/hora em 1 doente e nos restantes 30 doentes estavam dentro dos limites normais (103)

O padrão de ouro para o diagnóstico da sinovite é a histologia, e é muito importante fazer um diagnóstico etiológico correto da sinovite, de modo a fazer um tratamento preciso no nosso doente (2)(105). Quando a sinóvia é afetada, o padrão pode indicar a etiopatogénese. A análise e a biópsia do líquido sinovial têm-se revelado um complemento valioso das investigações convencionais e são aconselhadas por rotina na maioria dos casos de doenças articulares. A artroscopia com agulha do joelho tem sido defendida, uma vez que permite uma boa avaliação macroscópica da inflamação sinovial e uma amostragem selectiva da membrana sinovial, ultrapassando assim a desvantagem da biópsia com agulha fechada. Onis Singhal et al 2012, avaliaram a eficácia da biopsia sinovial artroscópica como meio auxiliar de diagnóstico e estudaram as características do líquido sinovial em várias doenças articulares, sendo o joelho a articulação mais avaliada. Neste estudo a sinovite crónica inespecífica foi a 20%, as restantes foram artrite reumatoide, tuberculosa, séptica, traumática, artrite gotosa, osteoartrite e sinovite vilonodular pigmentada. Nos casos de sinovite crónica inespecífica, o quadro histológico mostrava tecido colagenoso com células inflamatórias agudas e crónicas em pequeno número. Relataram como principais achados citoquímicos e bioquímicos no líquido sinovial em pacientes com sinovite crónica inespecífica: o quadro histológico mostrou tecido colagénio com células inflamatórias agudas e crónicas, uma gama muito ampla no número de células (500-12000), encontrando-se variáveis de polimorfos e linfócitos, Proteína 2-3 (gm%) e diferença de glicose no líquido sinovial-sangue 11-16 (mg%) (105), sendo valores muito próximos do líquido sinovial normal Proteína 1.5-2,5 (gm%) e <10 mg% na diferença de glucose entre o sangue e o líquido sinovial. O diagnóstico da artrite é, na maior parte das vezes, efectuado clinicamente e o tratamento é administrado empiricamente. Por conseguinte, os resultados são frequentemente decepcionantes, tanto para os doentes como para os médicos. Este facto é reforçado pelos casos em que o diagnóstico clínico de artrite crónica inespecífica é alterado na histopatologia da biopsia sinovial e são adoptados protocolos de tratamento definitivos. Os exames laboratoriais e radiológicos convencionais em lesões articulares monoarticulares são frequentemente equívocos. Além disso, tem sido referido na literatura que as características macroscópicas da inflamação observadas na artroscopia não predizem as características microscópicas. Assim, justifica-se a utilização da técnica de biopsia por agulha fechada. O exame histológico por biopsia sinovial artroscópica tem um valor diagnóstico significativo. O estudo correlacionou e confirmou o diagnóstico da patologia subjacente após avaliação clínica, avaliando a biópsia sinovial como ferramenta de diagnóstico e encontrou uma sensibilidade de 85%, uma especificidade de 100%, um VPP de 100% e um VPN de 62%, concluindo que a biópsia sinovial artroscópica é um importante complemento de investigação útil para correlacionar e confirmar o diagnóstico após avaliação clínica e do líquido sinovial. A biopsia sinovial pode dar um diagnóstico conclusivo quando o diagnóstico clínico é incorreto (105).

5. Relação da sinovite inespecífica com o desenvolvimento de OA não inflamatória.

Atualmente, reconhece-se que a sinovite é comum na OA sintomática precoce e tardia, o que contribui para o desenvolvimento de dor, limitação de movimentos, inchaço das articulações e derrame da OA. (2)(106). A apresentação clínica nas articulações com OA (como inchaço, derrames e rigidez) reflecte claramente a inflamação sinovial, como uma contribuição de baixo grau para a patogénese da doença. Esta sinovite ocorre mesmo na OA precoce e pode ser subclínica, uma vez que estudos artroscópicos sugerem que ocorrem alterações inflamatórias e proliferativas localizadas da sinóvia em até 50% dos doentes com OA (muitos dos quais não parecem ter inflamação ativa) (107). As biópsias da sinóvia de joelhos com OA (efectuadas na artroscopia para dor no joelho ou na substituição da articulação) demonstraram várias alterações importantes na sinóvia, que, embora mais pronunciadas na OA avançada, estão presentes desde as fases iniciais do processo de OA. Estas anomalias sinoviais incluem: espessamento da camada de revestimento, aumento da vascularização e infiltração de células inflamatórias. A sinóvia da OA também apresenta este espetro de alterações, embora exista um menor grau de inflamação do que na AR (2).

A hipótese mais aceite é que, uma vez degradados, os fragmentos de cartilagem, corpos estranhos, caem na articulação e entram em contacto com a sinóvia, reagindo com as células sinoviais produzindo mediadores inflamatórios, encontrados no líquido sinovial, teoria apresentada no capítulo 3 (A sinóvia na osteoartrite)(50)(51). Estes mediadores podem ativar os condrócitos presentes na camada superficial da cartilagem, o que leva à síntese de metaloproteinases e, eventualmente, ao aumento da degradação da cartilagem (51).

Mais recentemente, outra teoria envolve o tecido sinovial como um fator desencadeante primário do processo de OA. De facto, muitos tipos de células normalmente presentes em processos imunológicos foram descritos na OA, como espectadores e como actores (108). Em contraste com a AR, a inflamação sinovial na OA está maioritariamente confinada a áreas adjacentes à cartilagem e ao osso patologicamente danificados. Esta sinóvia activada pode libertar proteinases e citocinas que podem acelerar a destruição da cartilagem próxima. A sinóvia produz algumas das quimiocinas e metaloproteinases que degradam a cartilagem, apesar de a própria cartilagem produzir a maioria destas moléculas destrutivas de forma autócrina e parácrina. Por sua vez, os produtos de degradação da cartilagem, resultantes da destruição mecânica ou enzimática, podem provocar a libertação de colagenase e de outras enzimas hidrolíticas das células sinoviais e levar à hiperplasia vascular nas membranas sinoviais da OA. Esta cascata resulta sequencialmente na indução de IL-ip e TNF-a sinoviais, o que contribui para o resultado inflamatório. Esta tempestade de citocinas pode ter maior probabilidade de ocorrer em fases mais precoces da doença, antes da lesão terminal, como demonstrado por alguns artigos sobre doentes com OA precoce (amostras artroscópicas) e doentes submetidos a artroplastia total do joelho; os tecidos sinoviais da OA precoce apresentavam níveis mais elevados de IL-ip e TNF-a e um aumento da infiltração de células mononucleares em comparação com a OA tardia. A OA erosiva representa provavelmente um processo mais inflamatório, como evidenciado pelos níveis mais elevados de proteinase e de citocinas. Um estudo sobre OA da anca rapidamente destrutiva demonstrou níveis de MMP-3 e -9 especialmente elevados, não só nas células sinoviais dos doentes, mas também no seu líquido sinovial, plasma e soro. Estudos in vitro de tecido de OA humano doente implicaram a expressão de MMP-10 em fibroblastos sinoviais, bem como no líquido sinovial de OA e condrócitos estimulados com IL-i catabólica e oncostatina M (107). A alteração da cartilagem, por sua vez, amplifica a inflamação sinovial, criando um círculo vicioso, mas a etiologia da inflamação da sinóvia na OA permanece controversa (51).

A hipertrofia sinovial é uma caraterística da OA avançada e, na RM, está fortemente correlacionada com a dor no joelho (1). A RM tem sido de grande valor para melhorar a compreensão do papel da sinóvia na OA. Os marcadores quantitativos da sinovite por RM incluem a espessura da membrana sinovial (normalmente realizada através da segmentação e análise de imagens de cortes individuais de RM), o volume do líquido sinovial (também utilizando técnicas de segmentação) e a taxa de realce sinovial após injeção intravenosa de um agente de contraste como o gadolínio-DTPA (ácido dietilenotriamina penta-acético). Foi demonstrado que a aquisição de volume da sinovite pode também ser combinada com a taxa de realce após a injeção de contraste intravenoso; os agentes de contraste intravenoso incorporam normalmente o metal pesado gadolínio, que se distribui rapidamente pelos tecidos vasculares. A sinóvia inflamada (e portanto vascular) é realçada, com a intensidade do sinal a aumentar proporcionalmente à concentração de gadolínio. Foi demonstrado que a sinovite pode ser quantificada com exatidão sem a utilização de contraste e as recentes preocupações sobre a potencial toxicidade do contraste de gadolínio nas pessoas com insuficiência renal grave significam que esta área merece um maior desenvolvimento. A utilização de contraste IV na RM permite uma diferenciação clara entre sinovite e derrame em grandes articulações, o que pode ser mais difícil de diferenciar em imagens sem contraste, embora a ecografia possa diferenciar entre sinovite e derrame (2).

A frequência da sinovite nos joelhos com OA foi avaliada por RM (2); Fernandez-Madrid et al. 1994, estudaram 52 pessoas com OA do joelho segundo os critérios do ACR (Colégio Americano de Reumatologia) e um grupo de controlo de 40 joelhos normais, que foram submetidos a RM sem contraste para avaliar o espessamento sinovial. A sinovite (determinada pelo espessamento sinovial) foi observada em 73% dos joelhos com OA, em comparação com 0% do grupo de controlo. A sinovite também foi observada como sendo mais provável com o aumento do grau K/L (kellgren lawrence) (109). Este espessamento sinovial observado na RM foi confirmado como sinovite histológica num pequeno estudo realizado pelos mesmos autores, com nove pessoas, utilizando uma amostragem artroscópica das áreas de espessamento sinovial detectado na RM (110).

Loeuille et al. 2005, determinaram as características da ressonância magnética (RM), macroscópicas e microscópicas da inflamação da membrana sinovial, para estudar a relação entre a gravidade da doença e o grau de inflamação sinovial na RM e no exame macroscópico e microscópico, e para procurar a colocalização de lesões condrais e inflamação sinovial. Os doentes com osteoartrite (OA) do joelho foram classificados em 2 grupos de acordo com a gravidade das lesões da cartilagem reveladas pela condroscopia, o grupo 1 com lesões ligeiras da cartilagem sem exposição do osso subcondral e o grupo 2 com lesões graves da cartilagem com exposição focal ou difusa do osso subcondral. A sinovite foi avaliada em sequências de RM ponderadas em T1 de acordo com o grau de espessamento sinovial numa escala de 4 pontos (variando de 0 a 3) em 5 regiões de interesse. A membrana sinovial foi avaliada macroscopicamente e foram efectuadas biópsias nos 5 locais pré-seleccionados para avaliação histológica. Os autores verificaram que o grau de espessamento sinovial da RM se correlacionava bem com o grau de sinovite macroscópica observada na artroscopia e também com o grau de alterações sinoviais observadas microscopicamente. Os autores também notaram que a distribuição da sinovite era difusa, sem diferença estatística entre as pessoas com alterações condrais marcadas e as que tinham poucas alterações condrais, sugerindo mais uma vez que a sinovite está presente desde as fases iniciais da OA e não está relacionada apenas com áreas de danos na cartilagem (94). Um outro trabalho, num estudo com 15 indivíduos, demonstrou que a membrana sinovial, que tem uma elevada taxa de realce nas imagens de RM após a administração de contraste intravenoso, estava significativamente associada a uma congestão vascular sinovial microscópica grave (111).

Conaghan 2006 et al, demonstraram uma maior frequência de sinovite detectada por imagiologia em joelhos dolorosos com OA. Avaliaram pessoas moderadamente sintomáticas que cumpriam os critérios ACR para OA do joelho utilizando RMN de 1,5 T. As sequências pré e pós-gadolínio de um único joelho foram avaliadas para pontuações de sinovite semi-quantitativas em nove locais intra-articulares. A distribuição da sinovite foi extensa, com 86% dos indivíduos a apresentarem sinovite em seis ou mais locais (2)

Já se sabe que, sem contraste intravenoso, a sinovite pode ser subestimada e tentaram distinguir entre derrame e sinovite nas imagens de RM através de uma sobreamostragem de joelhos sem ou com pequenos derrames, e os derrames moderados ou grandes e o espessamento sinovial foram mais frequentes entre os doentes com dor no joelho do que entre os doentes sem dor, sugerindo que estas características estão associadas à dor da OA do joelho. Nos doentes com sintomas no joelho, o espessamento sinovial está associado exclusivamente à gravidade da dor no joelho (112). Os mesmos autores, em 2007, avaliaram a relação entre as flutuações longitudinais da sinovite com a alteração da dor e da cartilagem na osteoartrite do joelho. Não houve correlação entre a sinovite de base e a pontuação de dor de base. A alteração da pontuação sumária da sinovite foi correlacionada com a alteração da dor. Um aumento de uma unidade na pontuação sumária da sinovite resultou num aumento de 3,15 mm na pontuação da dor VAS (escala 0100). A alteração da efusão não foi associada à alteração da dor e as alterações no coxim adiposo infrapatelar foram mais fortemente relacionadas com a alteração da dor. Apesar de a perda de cartilagem ocorrer em mais de 50% dos joelhos, a sinovite não foi associada à perda de cartilagem no compartimento tibiofemoral ou patelofemoral. Concluindo que a sinovite estava correlacionada com a alteração da dor no joelho, mas não com a perda de cartilagem. Para além disso, o tratamento da dor na osteoartrite do joelho (OA) tem de considerar o tratamento da sinovite (113).

Baker et al 2010, avaliaram o espessamento sinovial em relação à gravidade da dor no joelho em indivíduos que têm, ou estão em alto risco de ter, OA do joelho, descobrindo que em joelhos com dor moderada, 80% tinham sinovite. Para a dor no joelho, a sinovite conferiu uma probabilidade 9,2 vezes superior em comparação com os joelhos sem sinovite. Em joelhos sem OA radiográfica, houve também uma associação de sinovite com um aumento da prevalência de dor (114).

A hipertrofia do revestimento sinovial correlaciona-se topograficamente com áreas de desnudação da cartilagem subjacente e danos ósseos (1). Ayra et al., 2005, avaliaram a prevalência de sinovite na OA dolorosa do joelho tibiofemoral medial e a correlação entre a sinovite e a gravidade estrutural e a progressão dos danos na cartilagem tibiofemoral. Incluíram doentes com OA primária dolorosa do joelho (critérios ACR) do compartimento tibiofemoral medial, dor no joelho de sinalização pelo menos 30 dias antes de entrar no estudo, com largura do espaço articular medial > ou = 2mm, pelo menos 10% de uma superfície de cartilagem do compartimento medial afetada por fibrilhação superficial ou pior na artroscopia de base. A constatação de anomalias sinoviais esteve presente em 50% dos doentes, com aspectos reactivos e inflamatórios em 29% e 21% dos doentes, respetivamente. Os doentes com uma sinóvia medial reactiva ou inflamatória apresentavam uma condropatia medial mais grave. O agravamento da condropatia medial ao fim de 1 ano foi estatisticamente mais grave no grupo de doentes com uma membrana sinovial perimeniscal inflamatória na linha de base, em comparação com os doentes com aspectos normais e reactivos, sem diferença entre estes dois últimos grupos. O rácio de probabilidade de progressão da pontuação da EVA após 1 ano foi de 3,11 (IC de 95% [1,07, 5,69]) para os doentes com sinóvia inflamatória no início do estudo, em comparação com os doentes com sinóvia normal. Sugerindo que as anomalias da sinóvia perimeniscal medial são uma caraterística comum da OA medial dolorosa do joelho, associada a uma condropatia medial mais grave. Sugere também que um aspeto inflamatório da sinóvia perimeniscal medial pode ser considerado como um fator preditivo de uma maior degradação subsequente da condropatia medial (115)

Roemer FW 2009 et al, quiseram avaliar os factores de base que podem prever a perda rápida da cartilagem tibiofemoral, as relações entre a idade, o sexo, o índice de massa corporal (IMC), a etnia, o alinhamento do joelho e várias características da RM (por exemplo, lesões da medula óssea, danos e extrusão meniscais e sinovite ou derrame) e o risco de perda rápida da cartilagem foram avaliadas utilizando um modelo de regressão logística multivariável. concluindo que, em participantes com danos mínimos na cartilagem na linha de base, a presença de IMC elevado, danos meniscais, sinovite ou derrame, ou quaisquer lesões graves na linha de base representadas por RM, estava fortemente associada a um risco acrescido de perda rápida da cartilagem (116)

Vários estudos prospectivos de RM de coortes de OA concluíram que uma diminuição da sinovite na RM se correlaciona com uma diminuição da pontuação da dor. Não é surpreendente que a sinovite esteja frequentemente relacionada com derrames articulares e inchaço capsular da articulação. O tamanho de um derrame articular correlaciona-se com o grau de dor no joelho. A sinóvia é um tecido extremamente bioativo. Para além do papel dos fibroblastos do tipo sinovial na produção do líquido sinovial, também alberga vários monócitos e macrófagos que, quando activados, assumem um fenótipo inflamatório. A relevância da inflamação para a OA adquiriu uma nova importância à medida que o papel da sinóvia na OA se tornou melhor apreciado com o advento de novas técnicas radiológicas (1).

No capítulo 3 (A sinóvia na osteoartrite) onde é feita referência à relação da sinóvia com o tecido da medula óssea no aparecimento e progressão da OA(6), explicando que as LMFs e os defeitos estão interligados e desempenham papéis fundamentais na perda de volume da cartilagem do joelho (91). Esta perda na OA do joelho localiza-se frequentemente na região central dos côndilos ou do planalto tibial, e relativamente distante do tecido de revestimento sinovial, postulando que as LMBs na primeira linha são consequência do stress mecânico (por aumento da pressão osso-osso ou tração tendinosa) que termina em , entendendo-se que o tecido sinovial detecta o comprometimento mecânico mas ao mesmo tempo actua como um sensor metabólico local e sistémico (6). A penetração da cartilagem e do osso subcondral por tecido semelhante a um pannus foi demonstrada no compartimento medial da OA do joelho (92), mas com menos erosões do que as tipicamente observadas na AR (6).

A gestão da sinóvia oferece um potencial alvo de tratamento, uma vez que os objectivos do tratamento da osteoartrose são: controlo da dor, melhoria funcional e prevenção ou retardamento da sua progressão (2)(106).

Como parte do tratamento da OA do joelho, os tratamentos artroscópicos incluem lavagem simples, desbridamento, excisão de osteófitos, remoção de corpos soltos, condroplastia, remoção de meniscos danificados e sinovectomia limitada. Embora tenham sido comunicados bons resultados iniciais após a lavagem artroscópica, os resultados tendem a deteriorar-se ao longo do tempo. Wai, Kreder e Williams analisaram retrospetivamente mais de 14 000 procedimentos de desbridamento artroscópico realizados para a osteoartrite e concluíram que quase 20% dos doentes foram submetidos a artroplastia total do joelho no prazo de 3 anos após a cirurgia. Este estudo mostrou que a taxa de artroplastia total do joelho após o desbridamento artroscópico aumenta significativamente com a idade; os doentes com mais de 70 anos de idade tinham quase cinco vezes mais probabilidades de ter uma artroplastia total do joelho no prazo de um ano após o desbridamento do que os doentes com menos de 60 anos. Na melhor das hipóteses, as técnicas artroscópicas podem atrasar a necessidade de um procedimento mais definitivo, especialmente em doentes mais jovens e activos com artrite degenerativa localizada que causa dor em repouso sem desalinhamento ou instabilidade (117). Atualmente a academia americana de cirurgiões ortopédicos não recomenda o desbridamento artroscópico para o tratamento da OA (118). Existem teorias sobre a relação da plica sinovial com a OA, Heng-Feng

Yuan 2015 et al descrevem a plica mediopatelar como um fator de risco para a OA do joelho, baseando-se principalmente nas nossas duas observações clínicas directas: Uma é que muitos pacientes idosos com OA total do joelho submetidos a artroplastia do joelho foram encontrados para ter plica mediopatelar, esses pacientes foram todos diagnosticados com osteoartrite patelofemoral, o subtipo mais comum de OA do joelho. O outro é o facto de alguns doentes com síndrome da plica sinovial grave terem sido submetidos a tratamento artroscópico, tendo-se verificado que a plica medio-patelar funciona como uma banda ou cinta que se insere na superfície da cartilagem articular e provoca sulcos para fricção repetida. Embora se tenha verificado que a cirurgia artroscópica do joelho não proporciona qualquer benefício adicional para a OA do joelho, a cirurgia é de facto valiosa para a síndrome da plica sinovial, pelo menos para reduzir a degeneração da cartilagem articular. As primeiras alterações da plica medio-patelar são geralmente assintomáticas, mas isso não significa que as lesões na cartilagem articular ainda não se tenham iniciado. Além disso, o diagnóstico diferencial da síndrome da plica é por vezes difícil com outras doenças intra-articulares. Nem todas as pessoas que sofrem de desconforto na articulação do joelho procuram tratamento médico atempadamente e nem todos os médicos têm em conta a doença da plica se os sintomas também forem relativamente ligeiros. De um modo geral, os doentes podem começar por recorrer a medicamentos para aliviar a dor, mas isso não pode acabar completamente com os danos na articulação. Além disso, a plica pode ser desgastada por abrasão repetida e diminuir de tamanho (119).

6. Tratamento da sinovite inespecífica.

Frequentemente, os sintomas e a progressão da doença da sinovite crónica não específica são suficientemente controlados por protocolos terapêuticos sistémicos ou corticóides intra-articulares. A sinovectomia cirúrgica tem demonstrado ser útil para a redução temporária dos sintomas (104). Dado que a imunidade e os mediadores inflamatórios desempenham um papel fulcral na iniciação e perpetuação do processo de OA, têm surgido alguns estudos baseados na terapêutica biológica, utilizando moléculas anti-IL-1 e anti-TNF ainda não convincentes (50)(120)(121). Estudos recentes com etanercept, abriram uma nova linha de tratamento, faltando definir a sua real eficácia (122).

6.1. Terapias analgésicas para osteoartrite e sinovite

6.1.1. Anti-inflamatórios não esteróides

Ensaios aleatórios controlados demonstraram que os anti-inflamatórios não esteróides (AINE) são eficazes na redução da dor na OA(51)(123). Kenneth D. Brandt 2006 et al, determinaram até que ponto o tratamento de doentes com OA do joelho sintomática com anti-inflamatórios não esteróides e acetaminofeno reduz o volume total de efusão e o volume do tecido sinovial, quantificados por ressonância magnética (MRI). Os autores concluíram que o acetaminofeno pode ter um efeito anti-inflamatório significativo em doentes com OA do joelho, comparável ao conseguido com AINE, possivelmente através de um efeito na inflamação neurogénica. A dor articular é a caraterística clínica da OA que mais frequentemente leva o indivíduo afetado a procurar assistência médica. Como muitos pacientes com OA melhoram sintomaticamente com o uso de AINEs, tem sido amplamente assumido que a dor da OA é devida à inflamação sinovial. No entanto, as origens da dor da OA são numerosas e podem variar de doente para doente e, dentro do mesmo indivíduo, de consulta para consulta. Embora a cartilagem articular seja geralmente o local das alterações patológicas mais evidentes nesta doença, é aneural e, por conseguinte, não é a fonte da dor articular (124).

Gineyts et al. 2004, avaliaram o efeito do ibuprofeno na excreção urinária do telopeptídeo de ligação cruzada C-terminal do colagénio de tipo II (CTX-II) e da glucosil galactosil piridinolina urinária (Glc-Gal-PYD), dois novos marcadores moleculares do metabolismo da cartilagem e do tecido sinovial, respetivamente, em doentes com OA do joelho. Estudaram doentes com dor no joelho e evidência radiográfica de OA do joelho que estavam a ser tratados com anti-inflamatórios não esteróides (AINE) antes do início do estudo. Concluindo que os pacientes com um surto de OA do joelho, especificamente em pacientes com evidência de inflamação articular documentada por inchaço do joelho, houve um aumento significativo nos marcadores que reflectem o metabolismo da cartilagem e da sinóvia que poderia ser parcialmente evitado por doses elevadas de ibuprofeno. Sugerindo que os doentes com um surto de OA do joelho se caracterizam por um aumento da degradação da cartilagem e do tecido sinovial, que pode ser parcialmente prevenido por doses elevadas de AINE (125).

6.1.2. Corticosteróides

Os corticosteróides, em particular os administrados por via intra-articular, são frequentemente utilizados no tratamento da OA, e presume-se que o mecanismo de redução da dor através dos corticosteróides se processa através de um efeito na sinóvia (51). Os corticosteróides inibem a produção de substâncias químicas pró-inflamatórias, como as interleucinas 1 e 6 e o TNF-a, e diminuem a expressão da COX-2. Os corticosteróides também inibem a geração, a proliferação e a ativação das células T, que se têm revelado infiltradas na sinóvia das articulações com OA. Existem boas provas da eficácia a curto prazo (até 4 semanas) nos receptores de esteróides intra-articulares IA na articulação do joelho. Os joelhos com derrame articular demonstram uma melhor resposta (51)(126)(127).

6.2. Sinovectomia

Os principais objectivos da sinovectomia são o alívio dos sintomas que causam desconforto no doente, a proteção da cartilagem articular e a prevenção do desenvolvimento de sinovite crónica (101). As opções de intervenção cirúrgica para a sinovite crónica são a sinovectomia artroscópica ou a sinovectomia aberta. A sinovectomia artroscópica tem algumas vantagens, como a redução da perda de sangue, a curta duração da hospitalização, a recuperação mais rápida, a pouca dor pós-operatória, a perda mínima de amplitude de movimento, os excelentes resultados cosméticos e a possibilidade de operações repetidas.

No que diz respeito ao controlo da dor, a sinovectomia leva a uma redução das fibras nervosas sensoriais, denominada desnervação sensorial. Ossyssek B 2011 et al, investigaram a inervação sensorial e simpática no tecido sinovial antes e depois da sinovectomia, compararam doentes com AR com indivíduos de controlo não inflamados e fizeram uma abordagem de sinovectomia em duas fases (intervalo de 40-50 dias). As fibras nervosas e as células do tecido sinovial foram detectadas e contadas por imunofluorescência. A densidade das fibras nervosas simpáticas não se alterou após a sinovectomia, ao passo que a densidade das fibras nervosas sensoriais diminuiu em todos os indivíduos de controlo e em sete dos doentes com AR. Paralelamente, a densidade das células sinoviais aumentou após a sinovectomia em todos os indivíduos de controlo e em seis dos oito doentes com AR, o que é indicativo de uma resposta de cicatrização de feridas. A maioria dos doentes (94%) demonstrou desnervação sensorial após a sinovectomia cirúrgica, acompanhada por uma resposta celular de cicatrização da ferida. Este estudo pode ajudar a explicar os efeitos positivos da sinovectomia cirúrgica, que normalmente leva à redução da dor e à melhoria da mobilidade (128).

Contudo, a taxa de recorrência da sinovite tem sido relatada como sendo mais elevada em doentes tratados com sinovectomia artroscópica devido à remoção insuficiente da membrana sinovial inflamada, que se torna então a principal causa de recorrência. Foi relatada uma taxa de recorrência a longo prazo de 29,3% em sinovite crónica não específica de após sinovectomia artroscópica (102) A sinovectomia química é uma alternativa atractiva à radio-sinoviortese e à sinovectomia cirúrgica para o tratamento de derrames articulares recorrentes de origem heterogénea, quer isolados quer integrados em estratégias reumatológicas complexas (101)(104).

6.2.1. Técnica de sinovectomia aberta

Um torniquete foi aplicado ao alto da coxa sob anestesia epidural em cirurgia aberta. Os pacientes assumiram a posição de supinação. Em primeiro lugar, foi efectuada uma incisão longitudinal anterior na pele e no tecido subcutâneo da articulação do joelho, desde a bursa suprapatelar até ao tubérculo tibial. Em segundo lugar, a patela foi virada do lado medial após a incursão do retináculo patelar medial. A sinóvia ativamente inflamada na bursa suprapatelar, nas caleiras lateral e medial, nos apartamentos lateral e medial e na fossa intercondilar podia ser facilmente exposta e ressecada fácil e totalmente. De seguida, os doentes foram virados para a posição de pronação. Foi efectuada uma incisão em forma de "s" que atravessou da zona proximal-lateral para a zona distal-medial ao nível da articulação do joelho. Deve ter-se cuidado com as estruturas neurovasculares da fossa poplítea que, incluindo os vasos poplíteos, o nervo peroneal e o nervo tibial, devem ser identificados e mobilizados à parte. Depois de a cápsula posterior da articulação ter sido exposta e incidida, os apartamentos posterolateral e posteromedial foram expostos.

Em seguida, a sinóvia ativamente inflamada foi ressecada. Após a operação, foi utilizada a drenagem, que foi removida em 24 horas. O movimento passivo foi iniciado no segundo dia de pós-operatório (129).

6.2.2. Técnica de sinovectomia artroscópica

Uma vez que a sinovectomia artroscópica requer a utilização de múltiplos portais para aceder a todos os espaços da articulação do joelho, um bom planeamento pré-operatório e a preparação do doente são essenciais para uma operação bem sucedida. Após a realização da preparação e dos campos cirúrgicos normais, a extremidade é exsanguinada e o torniquete é insuflado a uma pressão entre 250 e 300 mm Hg. O tecido obtido da sinovectomia deve ser recolhido e enviado para avaliação patológica. O aspeto anterior do joelho é abordado em primeiro lugar. É criado um portal de saída supero-medial e a cânula de saída é colocada aqui. São criados portais inferolaterais e infero-mediais padrão. O artroscópio é colocado no portal inferolateral e é efectuada uma artroscopia de diagnóstico inicial. A sinovectomia prossegue depois com a utilização de uma máquina de barbear artroscópica. Enquanto se observa a partir do portal inferolateral com o joelho em extensão, a máquina de barbear é utilizada nos portais superolateral e inferomedial para remover todo o tecido sinovial, mas evitando lesões no músculo, tendão e fáscia circundantes. O compartimento anterior deve agora estar terminado, e a atenção volta-se para os compartimentos posteriores, começando pelo compartimento póstero-medial. Normalmente, os compartimentos posteriores podem ser visualizados com um endoscópio de 30 graus; no entanto, um endoscópio de 70 graus pode ser usado se houver dificuldade. O artroscópio deve ser colocado primeiro no compartimento posterior. O trocarte com ponta romba é colocado na bainha artroscópica e inserido no portal inferolateral. O trocarte é direcionado para o côndilo femoral medial e, quando este é contactado, o trocarte é cuidadosamente avançado posteriormente através do intervalo entre o côndilo femoral medial e o ligamento cruzado posterior, levantando a mão com a inserção para coincidir com a inclinação da tíbia. Se esta manobra se revelar difícil, um portal central e orientado verticalmente para o tendão patelar pode facilitar o acesso ao compartimento posterior. O artroscópio é introduzido e a porção posterior do côndilo femoral medial e o corno posterior do menisco medial devem ser visíveis. Enquanto se olha medialmente, é introduzida uma agulha espinal anterior à cabeça medial do gastrocnémio no compartimento posteromedial. A agulha é utilizada para assegurar que todas as áreas do joelho posterior que necessitam de sinovectomia podem ser facilmente alcançadas. Uma vez determinada a localização ideal do portal, é efectuada uma incisão longitudinal na pele. Utiliza-se uma pinça hemostática para dissecar e penetrar na cápsula e coloca-se uma cânula. A máquina de barbear é colocada através da cânula e a sinóvia no compartimento póstero-medial é ressecada. O compartimento posterolateral é acedido de forma semelhante ao compartimento posteromedial. Um trocarte de ponta romba é colocado na cânula artroscópica no portal inferomedial entre o côndilo femoral lateral e o ligamento cruzado anterior. A mão é suavemente levantada e avançada posteriormente, tendo o cuidado de não violar a cápsula posterior, o que poderia pôr em risco as estruturas neurovasculares. O artroscópio substitui o trocarte e são visualizados o côndilo femoral lateral posterior e o corno posterior do menisco lateral. Mais uma vez, é utilizada uma agulha espinal para fazer um portal póstero-lateral sob visualização direta. A colocação da agulha na zona mole, anterior ao músculo bíceps femoral e posterior à banda iliotibial, ajuda a proteger o nervo peroneal comum. A agulha deve ser inserida posteriormente ao ligamento colateral fibular e anteriormente à cabeça lateral do gastrocnémio. Uma vez determinado que a agulha espinhal está colocada de forma a alcançar todas as áreas que requerem sinovectomia, a pele é incisada e é utilizada uma pinça hemostática para dissecar a cápsula posterior. A cápsula é então perfurada sob visualização direta e é colocada uma cânula. A máquina de barbear é colocada através da cânula e é efectuada a sinovectomia do compartimento póstero-lateral. Após a conclusão da sinovectomia, o torniquete é desinsuflado e é utilizado um dispositivo de electrocauterização para obter hemostase. É comum usar um dreno de sucção por 24 horas para ajudar a minimizar a hemartrose. Gelo, elevação e um curativo compressivo leve são usados para minimizar o inchaço, e o movimento precoce é incentivado (130)

6.2.3. Sinovectomia aberta versus sinovectomia artroscópica para o tratamento de sinovite inespecífica.

Xiaoyun Pan 2012 et al, compararam os efeitos terapêuticos da sinovectomia aberta e da sinovectomia artroscópica. Demonstraram que a sinovite inflamada crónica dos joelhos, incluindo a artrite reumatoide e a sinovite inespecífica, tinha sido tratada com êxito por sinovectomia artroscópica ou sinovectomia aberta a curto prazo. A eficácia de ambos os métodos no tratamento da sinovite inflamada crónica dos joelhos foi semelhante a curto prazo, mas a sinovectomia artroscópica tem mais vantagens, como uma recuperação mais rápida, menos dor pós-operatória, excelente resultado cosmético, etc. Assim, o método de sinovectomia artroscópica é a operação preferida para tratar a sinovite inflamada crónica.(129)

Blahut J 2003 et al. avaliaram os resultados da sinovectomia artroscópica e aberta e da radiossinovectomia com utilização de coloide de ítrio-90. Os resultados do grupo artroscópico mostraram uma elevada taxa de recorrência, sem melhoria em 44% dos doentes; não se registou qualquer recorrência no grupo da sinovectomia aberta e no grupo da radiossinovectomia com utilização de coloide de ítrio-90. (131)

6.2.4. Sinovectomia química e radioactiva para o tratamento da sinovite inespecífica.

Jens Schaumburger 2012 et analisaram os efeitos da sinovectomia química com morrhuate de sódio intra-articular no tratamento da sinovite crónica sobre a satisfação do doente, a dor e o resultado funcional, tendo sido determinados os efeitos secundários adversos e a segurança clínica. Incluíram doentes com artrite reumatoide (AR), monoartrite, OA, sinovite crónica após operações anteriores, artrite de Lyme, oligoartrite seronegativa e diversos/desconhecidos, concluindo que a sinovectomia química com morrhuate de sódio é um tratamento seguro e eficaz para o derrame articular recorrente do joelho. Os doentes com AR e com o resto das artrites apresentaram melhorias nas pontuações das escalas: Knee Injury and Osteoarthritis Outcome Score (KOOS) e escore de Lysholm e Gillquist, predominantemente em pacientes com menos de 40 anos de idade, além de uma redução da dor para ambos os grupos. Outro fato importante é que o tratamento da sinovectomia química com morruato de sódio não exclui posteriores intervenções farmacológicas e outras intervenções cirúrgicas (104).

A maior experiência em sinovectomia por radiação da articulação do joelho foi obtida com ítrio-90, mas foram relatados resultados contraditórios na osteoartrite do joelho com esta forma de tratamento. Dimitrios Chatzopoulos 2008 et al incluíram doentes consecutivos submetidos a sinovectomia por radiação 90Y para osteoartrite do joelho durante um período de 18 meses, fizeram um seguimento prospetivo de 6 e 12 meses após a avaliação do tratamento, concluindo que a sinovectomia por radiação é uma opção terapêutica segura e eficaz na osteoartrite do joelho com inflamação sinovial concomitante estabelecida por cintigrafia óssea de fase inicial, quando outras terapias não cirúrgicas falharam. Uma proporção substancial dos doentes submetidos a tratamento com 90Y experimenta uma remissão significativa e sustentada da dor no joelho que limita as actividades diárias, um alívio da dor nocturna e em repouso e um aumento da flexibilidade do joelho. A probabilidade de um resultado favorável do tratamento está inversamente relacionada com a gravidade do dano radiográfico nas articulações afectadas. No entanto, mesmo em doentes com anomalias osteoartríticas avançadas nas radiografias e com uma cirurgia de substituição do joelho onerosa, a sinovectomia por radiação pode ser útil (106).

6.2.5. Sinovectomia artroscópica combinada com sinoviortese por rádio para sinovite crónica inespecífica.

Ramazan Akmes 2013 et al, tendo em conta que a sinovite crónica inespecífica tem uma maior taxa de recorrência com a sinovectomia artroscópica devido à remoção insuficiente de todos os tecidos patológicos, investigaram a eficácia da sinovectomia combinada artroscópica e radionuclídeo na sinovite crónica inespecífica do joelho com a avaliação dos resultados clínicos e radiológicos. (102) Para fazer um estudo específico, foram incluídos apenas joelhos com diagnóstico patológico de sinovite crónica inespecífica com amostras de biópsia, avaliando: a dor através da Escala Visual Analógica (EVA), o modified cincinnati knee score (MCNS) para as actividades diárias, a RM do joelho para a distribuição da lesão e a USG do joelho para a espessura da membrana sinovial; obtendo redução da dor, melhores resultados funcionais para as actividades diárias e redução da espessura da sinóvia medida na RM e na USG. (102)

Ibrahim Karaman 2014 et al, avaliaram as pontuações EVA para dor nocturna pré e pós-tratamento, dor em repouso, dor em atividade, derrame e a pontuação funcional do joelho de Lysholm (LKS) nos três grupos de estudo de doentes com sinovite recorrente crónica inespecífica do joelho, apesar de 6 meses de terapia conservadora que consiste em repouso, anti-inflamatórios não esteróides e injeção intra-articular de esteróides. Os doentes que foram submetidos a sinovectomia foram divididos em três grupos: grupo 1: sinovectomia artroscópica, grupo 2: sinovectomia radioactiva e grupo 3: sinovectomia combinada. Constataram que em todos os grupos foi encontrada dor em todas as medidas e melhores resultados funcionais, porém com melhores resultados para os grupos que combinaram sinovectomia artroscópica com radioativa. (101)

7. Gestão da sinóvia na artroplastia total do joelho.

A artroplastia total do joelho (ATJ) é um dos procedimentos cirúrgicos mais bem sucedidos da história da medicina, sendo um dos métodos de tratamento mais bem sucedidos na gestão da OA do joelho em estádios avançados, desde que os critérios de seleção do doente e a idade da instalação o coloquem como um bom candidato à realização da terapêutica indicada (132).

O "Journal of Bone and Joint Surgery" na sua edição especial de 2013 faz uma revisão bibliográfica sobre os temas importantes relacionados com a artroplastia total do joelho, onde mencionam numa das suas secções denominada "Care of the wound and inflammation after of a total knee arthroplasty" referindo a importância dos cuidados peri-operatórios para diminuir a drenagem, deiscência da ferida e infeção, bem como a dor pós-operatória. Levantando a questão que tem surgido em alguns cirurgiões que realizam uma sinovectomia completa na sua técnica cirúrgica de artroplastia total do joelho com o objetivo de diminuir o tecido que gera inflamação, mas outros cirurgiões não realizam esta técnica por duvidarem da sua eficácia. (133) Krackow na sua técnica cirúrgica de artroplastia total do joelho recomenda a remoção do máximo de sinóvia possível (134), Yasgur, Scuderi e Insall sugerem que apenas deve ser removida a sinóvia suficiente para garantir uma visão adequada durante o embarque (135).

A sinovite é conhecida como um fator de risco associado a resultados insatisfatórios após uma artroplastia total do joelho, apresentando perda da mobilidade do joelho após ter apresentado resultados satisfatórios, (136) além de estar associada à hemartrose recorrente após artroplastia total primária do joelho e ao impacto da mesma pela prótese gerando dor (137). Mas poucos estudos foram publicados sobre o manejo da sinóvia durante a técnica de artroplastia total de joelho, avaliando sangramento, dor, qualidade de vida e funcionalidade pós-operatória.

O síndroma do "clunk" patelar é uma causa bem documentada de sintomas mecânicos intra-articulares após a ATJ (138). A hiperplasia sinovial patelofemoral é um síndroma menos bem descrito, caracterizado por uma proliferação mais difusa de tecido proximal à patela (139)(140)[3,10,11]. Os sintomas incluem dor e crepitação, mais proeminentes durante a extensão ativa do joelho a partir de uma posição de flexão de 90° durante a subida de escadas ou ao levantar-se de uma cadeira [10]. A amplitude de movimento (ADM) do joelho tende a não ser afetada e a ausência de um "estalido" discreto é também um critério para este diagnóstico. Khaled A. Dajani 2010 et al, identificaram os pacientes que foram submetidos a artroscopia após a sua ATJ primária e determinaram, através de uma cuidadosa revisão dos registos, quais os pacientes deste grupo que foram tratados artroscopicamente para a síndrome do "clunk" patelar ou para a hiperplasia sinovial patelofemoral. Os doentes com artrites inflamatórias foram excluídos deste estudo. Foram obtidas as pontuações pré-operatórias e pós-operatórias da Knee Society, que utilizou um questionário padronizado centrado nos sintomas típicos do "clunk" patelar ou da hiperplasia sinovial, incluindo dor, crepitação, travamento ou bloqueio, dificuldade em levantar-se de uma cadeira, subir escadas e agachar-se, bem como uma medida subjectiva de satisfação geral.

O desbridamento artroscópico da hiperplasia sinovial foi efectuado utilizando uma técnica de 3 ou 4 portais. A sinóvia hipertrófica foi consistentemente identificada na superfície inferior do mecanismo extensor (tendão do reto femoral) proximal à rótula (Fig.2). Utilizou-se uma máquina de barbear e uma sonda de radiofrequência para remover completamente a sinóvia e o tecido cicatricial da superfície inferior do tendão do quadricípite e da superfície anterior do fémur distal. O artroscópio e os instrumentos foram alternados entre os portais inferolateral, infero-medial, supero-medial e superolateral para promover a visualização e assegurar um desbridamento completo. Foi feita uma hemostasia cuidadosa para evitar hemartrose pós-operatória. No final do procedimento, a articulação patelofemoral foi inspeccionada com o artroscópio nos portais inferolateral e superomedial, com o joelho fletido, para garantir que não havia evidência de impacto sinovial entre o mecanismo extensor e a flange proximal do componente femoral. A reabilitação pós-operatória incluiu suporte de peso conforme tolerado, exercícios activos de ADM total do joelho e elevação da perna direita. Os autores concluíram que o desbridamento artroscópico da hiperplasia sinovial patelofemoral e/ou do clunk patelar alivia os sintomas de dor e crepitação, mas devido à relativa raridade desta condição, são necessários ensaios multicêntricos maiores para demonstrar uma melhoria estatística nos resultados funcionais. (138)

7.1.   Técnica de sinovectomia durante a ATJ

Antes da incisão cutânea para a abordagem da pele, seguida de incisão retinacular medial ou lateral, consoante a preferência do doente e do cirurgião, é efectuada a técnica de sinovectomia completa, ressecando inicialmente a sinóvia localizada na patela-femoral, seguida da ressecção deste tecido na região inferior do menisco, bem como à volta dos ligamentos cruzados anterior e posterior; A ressecção da sinóvia nos compartimentos lateral e medial é continuada com precaução ao ressecar a zona sinovial posterior de ambos os compartimentos; O joelho é estendido e a patela é deslocada para libertar as pregas sinoviais femoro-patelares laterais. O planalto tibial lateral ou medial é exposto, consoante a abordagem ao retináculo, para efetuar a excisão parcial do coxim adiposo infra-patelar e a separação do mecanismo extensor. O joelho é fletido e é efectuada a técnica de artroplastia total do joelho. (141)

Tanavalee et al 2011, num ensaio clínico controlado e aleatorizado em bloco de um único centro, efectuou a medição da temperatura local e marcadores inflamatórios pré e pós-cirurgia em doentes submetidos a ATJ (com características semelhantes à nossa população) dividindo-os em dois grupos com e sem sinovectomia. Verificando que não houve diferenças estatísticas nas medições da inflamação entre os dois grupos, é de salientar que a abordagem utilizada foi a mini-midvastus (142).

Kasim kilicarslan et al. 2011 realizaram um ensaio clínico randomizado e controlado em bloco de um único centro, no qual realizaram artroplastias de joelho cimentadas bicompartimentais de retenção de cruzado (com características semelhantes às da nossa população), realizando uma técnica com sinovectomia e sem sinovectomia para cada um dos joelhos no mesmo paciente. Foram incluídos doentes com diagnóstico de osteoartrose primária bilateral de grau 4 e com espessamento sinovial simétrico bilateral, determinado através da medição circunferencial pré-operatória da articulação do joelho e da observação pré-operatória de espessamento simétrico em ambos os joelhos. Os drenos hemovaciais foram registados, a pontuação da sociedade do joelho (KSS) foi avaliada, a amplitude de movimento foi medida (medida manualmente com um goniómetro) e o grau de dor foi medido utilizando a EVA. Verificaram que a sinovectomia não melhorou a amplitude de movimentos, a dor e a pontuação do joelho durante o primeiro ano; pelo contrário, resultou numa maior perda de sangue e hemartrose recorrente (143).

Zhaoning et al realizaram um ensaio clínico randomizado e controlado em bloco, num único centro, dividindo em dois grupos os doentes submetidos a ATJ (com características semelhantes à nossa população) com e sem sinovectomia. Foi registada a EVA para a dor de todos os doentes às 24 horas e 3 dias após a operação, foram avaliados os scores clínico e funcional KSS e registada a drenagem. Os autores concluíram que os doentes submetidos a TKR com sinovectomia não apresentam vantagens clínicas ou funcionais em relação aos doentes submetidos apenas a TKR. Pelo contrário, têm mais hemorragias ocultas, maiores volumes de drenagem e uma duração marginalmente mais longa da cirurgia (144).

Luis Bernal-Fortich et al 2018, comparam o sangramento pós-operatório, a dor e a qualidade de vida relacionada à saúde (QVRS) após uma ATJ quando uma TS é realizada e quando não é. Incluíram pacientes com diagnóstico randomizado de osteoartrite do joelho, e foram divididos em dois grupos; um grupo foi submetido à sinovectomia total e o outro grupo à sinovectomia limitada como parte da técnica cirúrgica da ATJ primária, ambos os grupos foram submetidos à ATJ primária por meio de uma incisão na linha média e artrotomia parapatelar medial. No grupo ST, a membrana sinovial foi excisada, começando pelos seus bordos proximais na bolsa suprapatelar, margens articulares dos côndilos femorais e tibiais; a região posterior não foi excisada, devido ao elevado risco de lesão neurovascular nesta área. No grupo da sinovectomia limitada, o coxim adiposo e a sinóvia foram ressecados apenas para ajudar a expor o platô tibial lateral. Concluem que o grupo da ST teve maior perda sanguínea e necessidade de transfusão em relação à sinovectomia limitada, sem apresentar melhora na qualidade de vida e nos problemas pós-operatórios. Apesar de existir uma diferença estatisticamente significativa em relação à dor para ambos os grupos, com melhor controlo da dor do grupo da sinovectomia total, consideramos que estes valores não são clinicamente relevantes (145).

Kooner SS et al 2017, publicaram no Journal of Knee Surgery de maio de 2017 uma meta-análise, onde tinham como objetivo avaliar a dor, função e morbilidade em pacientes submetidos a sinovectomia durante a ATJ primária em pacientes diagnosticados com osteoartrite, onde incluíram ensaios clínicos randomizados comparando ATJ com e sem sinovectomia. Os três artigos mencionados anteriormente, como Tanavalee et al, Kasim kilicarslan et al e Zhaoning et al, foram seleccionados para a meta-análise, com pacientes que tinham uma idade média de 67 anos, tendo-se verificado que não houve diferença significativa entre os dois grupos no que diz respeito à dor pós-operatória, aos resultados da pontuação da sociedade do joelho ou à amplitude de movimento pós-operatória do joelho. Também descobriram que as perdas de sangue foram significativamente menores no grupo de retenção sinovial. (146)

Zi-qin Zhao et al 2018, fizeram uma meta-análise para avaliar os resultados da sinovectomia para o tratamento da ATJ. Estudos que investigaram a comparação de escores de dor, perda total de sangue, amplitude de movimento, Knee Society Scores (KSSs) funcionais, KSSs clínicos e tempo de operação e forneceram dados suficientes de interesse foram incluídos nesta meta-análise. Os resultados finais indicaram que não houve diferença significativa entre os escores de dor, a amplitude de movimento, os Knee Society Scores (KSSs) funcionais e os KSSs clínicos (P > 0,05). Contudo, a sinovectomia foi associada a um aumento da perda total de sangue em comparação com os doentes sem sinovectomia (diferença média ponderada (WMD) = 116,71, intervalo de confiança (IC) de 95% 78,63, 154. 79, P = 0.000). Os resultados combinados indicaram que a sinovectomia estava associada a um aumento do tempo de operação. Comparando esta nova pesquisa com o artigo de Kooner et al, onde foram analisados apenas três RCTs, o autor concluiu em sua meta-análise que a maior limitação foi a falta de estudos incluídos para análise, bem como a falta de dados brutos. Nesta meta-análise atual, Zi-qin Zhao et al 2018 incluíram 10 ECR e, assim, forneceram um nível de confiança relativo. (147)(146)

Entendendo que há poucas evidências na literatura internacional quanto à realização ou não da sinovectomia total como parte da técnica cirúrgica da ATJ em pacientes com osteoartrose não inflamatória, a literatura não recomenda a sinovectomia como procedimento padrão na realização da artroplastia total do joelho, isso considerando um maior risco de sangramento, não relevância clínica no que diz respeito à dor pós-operatória e também sem ganho significativo na qualidade de vida e funcionalidade pós-operatória em comparação com a não sinovectomia; Mesmo assim, acreditamos que é necessário realizar estudos prospectivos com maior tempo de seguimento, a fim de avaliar afrouxamento precoce, dor residual e regressão nos resultados funcionais para podermos afirmar que a sinovectomia não beneficia os pacientes durante a técnica cirúrgica da ATJ.

8. Sinovectomia durante o tratamento da artroplastia de revisão do joelho.

Prevê-se que a necessidade de revisão da ATJ nos Estados Unidos aumente 601% entre 2005 e 2030. Existem muitas causas de insucesso de uma ATJ e da necessidade de revisão. Independentemente da causa do insucesso, é essencial uma exposição cirúrgica segura e uma gestão delicada do invólucro de tecidos moles. Podem ser utilizadas várias abordagens cirúrgicas na cirurgia de revisão, incluindo uma abordagem parapatelar medial com sinovectomia: corte do quadríceps, osteotomia do tubérculo tibial (TTO) e uma quadricepsplastia em V-Y (148)(149)(150).

8.1. Técnica de artroplastia de revisão do joelho com sinovectomia.

Na prática contemporânea da ATJ de revisão, a exposição habitual continua a ser a parapatelar medial com uma sinovectomia completa anterior e posterior (ou seja, cápsula posterior). No entanto, para que esta abordagem seja efectuada com segurança, existem vários pontos técnicos importantes. Em primeiro lugar, deve ser efectuada uma sinovectomia intra-articular ampla, removendo todas as aderências fibrosas da bolsa suprapatelar, bem como as calhas medial e lateral. Isto inclui qualquer tecido fibroso aderente no aspeto dorsal do tendão do quadricípite proximal à rótula. Em seguida, é efectuada uma dissecção subperiosteal do retináculo medial e do ligamento colateral medial profundo até à inserção do semimembranoso, com rotação externa da tíbia. A rotação externa da tíbia fletida reduz a tensão no mecanismo extensor, deslocando o tubérculo lateralmente, facilitando a exposição. Isto permite frequentemente a entrega de toda a tíbia medial. Em seguida, o mecanismo extensor distal precisa ser mobilizado com segurança. Para isso, o tecido fibroso entre o tendão patelar e a tíbia anterolateral, distal à patela, deve ser definido, libertado e excisado. O tecido cicatricial na face lateral da patela é suavemente libertado, permitindo a subluxação da patela. (150)

Embora a patela possa ser evertida em alguns doentes, é preferível sub-luxar a patela lateralmente para minimizar o risco de lesão do tendão patelar. Nesta altura, se a ATJ anterior era modular, o revestimento de polietileno é removido. Na maioria dos casos, isto permite uma exposição suficiente para remover os componentes femoral, tibial e patelar, se necessário. No entanto, se for necessária uma exposição adicional, a libertação do retináculo lateral pode ser concluída de dentro para fora, normalmente a partir do aspeto lateral da patela até ao aspeto lateral do tendão patelar, onde este se liga ao aspeto anterolateral do tubérculo tibial. Embora seja utilizada para melhorar o seguimento da patela, uma libertação lateral também pode ajudar na subluxação lateral da patela e do mecanismo extensor. Após a remoção dos componentes, é efectuada uma sinovectomia posterior. Isto melhora ainda mais a exposição, libertando a tíbia do fémur, permitindo que seja subluxada anteriormente com mais facilidade, para a preparação da tíbia. Uma libertação posterior completa permite ao cirurgião evitar a tendência para elevar a linha articular, permitindo tanto o aumento femoral distal como a extensão total do joelho. Numa série de 126 ATJs de revisão consecutivas, Della Valle et al (151) verificaram que esta abordagem permitiu uma exposição adequada em 92% dos doentes (150).

Uma fotografia intra-operatória mostra o tecido cicatricial a ser libertado em redor do mecanismo extensor, definindo o intervalo entre o mecanismo extensor nativo e a cicatriz subjacente (151)

Referências.

1. Rosenthal PB. 72 - Osteoartrite do Joelho [Internet]. Sexta edição. Insall & Scott Surgery of the Knee, 2-Volume Set. Elsevier Inc.; 2017. 992-997.e2 bl. Opgehaal van: http://dx.doi.org/10.1016/B978-0-323-40046-6.00072-1

2. Wenham CYJ, Conaghan PG. O papel da sinovite na osteoartrite. Ther Adv Musculoskelet Dis [Internet]. 2010;2(6):349-59. Disponível em: http://tab .sagepub .com/cgi/doi/10.1177/1759720X10378373

3. De AA, Orthopaedic Surgeons AA of, Physical Medicine and Rehabilitation A, College of Rheumatology AS for B, and Mineral Research AF, National University of Health Sciences O, et al. The Burden of Musculoskeletal Diseases in the United States. 2008. 247 bl.

4. Vigorita VJ, Mintz D. The Synovium [Internet]. Quinta edição. Insall & Scott Surgery of the Knee. Elsevier Inc.; 2012. e72-1-e72-33 bl. Disponível em: http://www.crossref.org/deleted_DOI.html

5. Scanzello CR, Goldring SR. O papel da sinovite na patogénese da osteoartrite. Bone. Estados Unidos; agosto de 2012;51(2):249-57.

6. Hugle T, Geurts J. What drives osteoarthritis?-synovial versus subchondral bone pathology. Rheumatology (Oxford). Inglaterra; setembro de 2017;56(9):1461-71.

7. D. Smith M. The Normal Synovium. Open Rheumatol J [Internet]. 2011;5(1):100-6. Disponível em: http://benthamopen.com/ABSTRACT/TORJ-5-100

8. Smith MD, Barg E, Weedon H, Papengelis V, Smeets T, Tak PP, et al. Microarquitectura e mecanismos de proteção no tecido sinovial de articulações do joelho clinicamente e artroscopicamente normais. Ann Rheum Dis. Inglaterra; abril de 2003;62(4):303-7.

9. Singh JA, Arayssi T, Duray P, Schumacher HR. Immunohistochemistry of normal human knee synovium: a quantitative study. Ann Rheum Dis. Inglaterra; Julie 2004;63(7):785-90.

10. Saber T, Veale DJ, Balogh E, McCormick J, NicAnUltaigh S, Connolly M, et al. A angiogénese e a invasão induzidas pelo receptor Toll-like 2 são mediadas pela via de sinalização Tie2 na artrite reumatoide. PLoS One. Estados Unidos; 2011;6(8):e23540.

11. Tecido HS. A Estrutura Microscópica :140-51.

12. Firestein GS, Gabriel SE, McInnes IB et al. Kelley and Firestein's textbook of rheumatology. 10th edn. Amesterdão, Países Baixos: Elsevier; 2016.

13.Dean G, Hoyland JA, Denton J, Donn RP, Freemont AJ. Mastócitos na sinóvia e no líquido sinovial na osteoartrite. Br J Rheumatol. Inglaterra; agosto de 1993;32(8):671-5.

14.Poulter LW, Janossy G. The involvement of dendritic cells in chronic inflammatory disease (O envolvimento das células dendríticas na doença inflamatória crónica). Scand J Immunol. Inglaterra; Mei 1985;21(5):401-7.

15.Wilkinson LS, Worrall JG, Sinclair HD, Edwards JC. Immunohistological reassessment of accessory cell populations in normal and diseased human synovium (Reavaliação imuno-histológica das populações de células acessórias na sinóvia humana normal e doente). Br J Rheumatol. Inglaterra; agosto de 1990;29(4):259-63.

16.Sakaguchi Y, Sekiya I, Yagishita K, Muneta T. Comparação de células estaminais humanas derivadas de vários tecidos mesenquimatosos: superioridade da sinóvia como fonte de células. Arthritis Rheum. Estados Unidos; agosto de 2005;52(8):2521-9.

17.De Bari C, Dell'Accio F, Tylzanowski P, Luyten FP. Células estaminais mesenquimais multipotentes da membrana sinovial humana adulta. Arthritis Rheum. Estados Unidos; agosto de 2001;44(8):1928-42.

18.O'Dell GFRBSEGIBMJ. Kelley and Firestein's Textbook of Rheumatology. 10ª Editi. 2016.

19.Henderson KJ, Edwards JCW, Worrall JG. Expression of CD44 in normal and rheumatoid synovium and cultured synovial fibroblasts (Expressão de CD44 em sinóvia normal e reumatoide e fibroblastos sinoviais em cultura). Ann Rheum Dis. 1994;53(11):729-34.

20.Athanasou NA. Macrófagos sinoviais. Ann Rheum Dis. Inglaterra; Mei 1995;54(5):392-4.

21.Athanasou NA, Quinn J. Immunocytochemical analysis of human synovial lining cells: Relação fenotípica com outras células derivadas da medula óssea. Ann Rheum Dis. 1991;50(5):311-5.

22.Athanasou NA, Quinn J, Heryet A, Puddle B, Woods CG, McGee JO. A imunohistologia das células de revestimento sinovial na sinóvia normal e inflamada. J Pathol. Inglaterra; junho de 1988;155(2):133-42.

23.Bhatia a, Blades S, Cambridge G, Edwards JC. Differential distribution of Fc gamma RIIIa in normal human tissues and co-localization with DAF and fibrillin-1: implications for immunological microenvironments (Distribuição diferencial de Fc gama RIIIa em tecidos humanos normais e co-localização com DAF e fibrilina-1: implicações para microambientes imunológicos). Immunology. 1998;94(1):56-63.

24.Henderson B, Edwards JCW, Pettifer ER E. Edwards JCW, Wilkinson LS.

Immunohistochemistry of synovium. In: Mechanisms and models in rheumatoid arthritis (Mecanismos e modelos da artrite reumatoide). New York, NY: Academic Press; 1995. bl pp. 133-

25.50.

26. Lau SK, Chu PG, Weiss LM. CD163: um marcador específico de macrófagos em amostras de tecido incluídas em parafina. Am J Clin Pathol. Inglaterra; novembro de 2004;122(5):794-801.

27. Tuijnman WB, Van Wichen DF, Schuurman HJ. Distribuição tecidular dos receptores Fc de IgG humana CD16, CD32 e CD64: um estudo imunohistoquímico. APMIS. Dinamarca; abril de 1993;101(4):319- 29.

28. Edwards JCW, Blades S CG. Expressão restrita de Fc gammaRIII (CD16) na sinóvia e na derme: implicações para a seleção de tecidos na artrite reumatoide (AR). Clin Exp Immunol. 1997;(108):401-6.

29. Lee M-Y, Kim W-J, Kang Y-J, Jung Y-M, Kang Y-M, Suk K, et al. Z39Ig é expresso em macrófagos e pode mediar reacções inflamatórias na artrite e na aterosclerose. J Leukoc Biol. Estados Unidos; outubro de 2006;80(4):922-8.

30. Gjelstrup LC, Boesen T, Kragstrup TW, Jorgensen A, Klein NJ, Thiel S, et al. A libertação de grandes complexos de Integrina CD11/CD18 funcionalmente activos das membranas dos leucócitos durante a inflamação sinovial distingue três tipos de artrite através da exposição diferencial a epítopos. J Immunol. Estados Unidos; outubro de 2010;185(7):4154-68.

31. Wilkinson LS, Pitsillides AA, Worrall JG, Edwards JC. Caracterização ao microscópio de luz da célula íntima sinovial semelhante a um fibroblasto (sinoviócito). Arthritis Rheum. Estados Unidos; outubro de 1992;35(10):1179-84.

32. Stevens CR, Mapp PI, Revell PA. Um anticorpo monoclonal (Mab 67) marca os sinoviócitos do tipo B. Rheumatol Int. Alemanha; 1990;10(3):103-6.

33. Demaziere A, Athanasou NA. Adhesion receptors of intimal and subintimal cells of the normal synovial membrane. J Pathol. 1992;168(2):209-15.

34. Marlor CW, Webb DL, Bombara MP, Greve JM, Blue ML. Expression of vascular cell adhesion molecule-1 in fibroblastlike synoviocytes after stimulation with tumor necrosis fator. Am J Pathol [Internet]. Mei 1992;140(5):1055-60. Encontra-se disponível em: http://www.ncbi.nlm.nih.gov/pmc/articles/PMC1886511/

35. Valencia X, Higgins JMG, Kiener HP, Lee DM, Podrebarac TA, Dascher CC, et al. Cadherin-11 Provides Specific Cellular Adhesion between

Fibroblast-like Synoviocytes. J Exp Med [Internet]. The Rockefeller University Press; 20 de dezembro de 2004;200(12):1673-9. Encontra-se disponível em: http://www.ncbi.nlm.nih.gov/pmc/articles/PMC2211995/

36. Kiener HP, Brenner MB. Building the synovium: cadherin-11 mediates fibroblast-like synoviocyte cell-to-cell adhesion. Arthritis Res Ther [Internet]. Londres: BioMed Central; 12 de janeiro de 2005;7(2):49-54. Encontra-se disponível em: http://www.ncbi.nlm.nih.gov/pmc/articles/PMC1065331/

37. Kitamura HP, Yanase H, Kitamura H, Iwanaga T. Unique localization of protein gene product 9.5 in Type B synoviocytes in the joints of the horse. J Histochem Cytochem. 1999;47(3):343-51.

38. Agarwal SK, Brenner MB. Papel das moléculas de adesão na inflamação sinovial. Curr Opin Rheumatol. Estados Unidos; Mei 2006;18(3):268- 76.

39. Li TF, Boesler EW, Jimenez SA et al. Distribuição da tenascina-X em diferentes amostras sinoviais e no tecido de interface semelhante à membrana sinovial do afrouxamento assético da prótese total da anca. Rheumatol Int. 2000;(19):177-83,.

40. Dodge GR, Boesler EW, Jimenez SA. Expressão do proteoglicano de sulfato de heparano da membrana basal (perlecan) na sinóvia humana e em células sinoviais humanas em cultura. Lab Invest. Estados Unidos; novembro de 1995;73(5):649-57.

41. Revell PA, al-Saffar N, Fish S, Osei D. Extracellular matrix of the synovial intimal cell layer. Ann Rheum Dis [Internet]. Mei 1995;54(5):404-7. Encontra-se disponível em: http://www.ncbi.nlm.nih.gov/pmc/articles/PMC1005605/

42. Ashurst DE, Bland YS, Levick JR. Um estudo imunohistoquímico dos colagénios do interstício sinovial de coelho. J Rheumatol. Canadá; novembro de 1991;18(11):1669-72.

43. Wilkinson LS, Edwards JC. Distribuição microvascular na sinóvia humana normal. J Anat [Internet]. dezembro de 1989;167:129-36. Encontra-se disponível em: http://www.ncbi.nlm.nih.gov/pmc/articles/PMC1256826/

44. Xu H, Edwards J, Banerji S, Prevo R, Jackson DG, Athanasou NA. Distribuição de vasos linfáticos em tecidos sinoviais humanos normais e artríticos. Ann Rheum Dis. Inglaterra; dezembro de 2003;62(12):1227-9.

45. Pereira da Silva JA, Carmo-Fonseca M. Nervos contendo péptidos na sinóvia humana: evidência imunohistoquímica da diminuição da inervação na artrite reumatoide. J Rheumatol. Canadá; dezembro de 1990;17(12):1592-9.

46. Kolomytkin O V, Marino AA, Sadasivan KK, Meek WD, Wolf RE, Hall

V, et al. Gap junctions in human synovial cells and tissue. J Cell Physiol [Internet]. 2000;184(1):110-7. Encontra-se disponível em: http://www.ncbi.nlm.nih.gov/entrez/query.fcgi?cmd=Retrieve&db=PubM e d&dopt=Citation&list_uids=10825240

47. Capozzi I, Tonon R, D'andrea P. Ca2+-sensitive phosphoinositide hydrolysis is activated in synovial cells but not in articular chondrocytes. Biochemical Journal. 1999. bl 545-53.

48. D'andrea P, Calabrese A, Grandolfo M. Intercellular calcium signalling between chondrocytes and synovial cells in co-culture. Biochem J [Internet]. 01 Februarie 1998;329(Pt 3):681-7. Encontra-se disponível em: http://www.ncbi.nlm.nih.gov/pmc/articles/PMC1219093/

49. Thomas E, Peat G, Croft P. Defining and mapping the person with osteoarthritis for population studies and public health (Definir e cartografar a pessoa com osteoartrite para estudos populacionais e saúde pública). Rheumatology (Oxford). Inglaterra; fevereiro de 2014;53(2):338-45.

50. Cross M, Smith E, Hoy D, Nolte S, Ackerman I, Fransen M, et al. The global burden of hip and knee osteoarthritis: estimates from the global burden of disease 2010 study. Ann Rheum Dis. Inglaterra; Julie 2014;73(7):1323-30.

51. Berenbaum F. Osteoarthritis as an inflammatory disease (osteoarthritis is not osteoarthrosis!). Osteoarthr Cartil. England; Januarie 2013;21(1):16-21.

52. Sellam J, Berenbaum F. The role of synovitis in pathophysiology and clinical symptoms of osteoarthritis. Nat Rev Rheumatol [Internet]. Nature Publishing Group; 2010;6(11):625-35. Encontra-se disponível em: http://dx.doi.org/10.1038/nrrheum.2010.159

53. Buckwalter JA, Mankin HJ. Cartilagem articular: degeneração e osteoartrite, reparação, regeneração e transplante. Instr Course Lect. Estados Unidos; 1998;47:487-504.

54. Mansson B, Gulfe A, Geborek P, Heinegard D, Saxne T. Libertação de macromoléculas de cartilagem e osso para o líquido sinovial: diferenças entre a artrite psoriática e a artrite reumatoide. Ann Rheum Dis [Internet]. Januarie 2001;60(1):27-31. Encontra-se disponível em: http://www.ncbi.nlm.nih.gov/pmc/articles/PMC1753351/

55. Bain GI, Roth JH. O papel da artroscopia na artrite. Procedimentos de "ectomia". Hand Clin. 1995;11(1):51-8.

56. Krasnokutsky S, Belitskaya-Levy I, Bencardino J, Samuels J, Attur M, Regatte R, et al. Quantitative magnetic resonance imaging evidence of synovial proliferation is associated with radiographic severity of knee

osteoarthritis. Arthritis Rheum. Estados Unidos; outubro de 2011;63(10):2983- 91.

57. Yusup A, Kaneko H, Liu L, Ning L, Sadatsuki R, Hada S, et al. Lesões da medula óssea, quistos ósseos subcondrais e atrito ósseo subcondral estão associados a sinovite histológica em doentes com osteoartrite do joelho em fase terminal: um estudo transversal. Osteoarthr Cartil. Inglaterra; novembro de 2015;23(11):1858-64.

58. Termeer C, Benedix F, Sleeman J, Fieber C, Voith U, Ahrens T, et al. Os oligossacáridos do hialuronano activam as células dendríticas através do recetor 4 do tipo toll. J Exp Med. Estados Unidos; janeiro de 2002;195(1):99-111.

59. Loeser RF. Molecular mechanisms of cartilage destruction: mechanics, inflammatory mediators, and aging collide. Artrite e reumatismo. Estados Unidos; 2006. bl 1357-60.

60. Scanzello CR, McKeon B, Swaim BH, DiCarlo E, Asomugha EU, Kanda V, et al. Inflamação sinovial em doentes submetidos a meniscectomia artroscópica: caraterização molecular e relação com os sintomas. Arthritis Rheum. Estados Unidos; fevereiro de 2011;63(2):391-400.

61. Goldenberg DL, Egan MS, Cohen AS. Sinovite inflamatória na doença articular degenerativa. J Rheumatol. Canadá; 1982;9(2):204-9.

62. J. P. Inflammation in osteoarthritis (OA): review of its role in clinical picture, disease progress, subsets, and pathophysiology. ,. Semin Arthritis Rheum. 1981;11((1 Suppl 1)):115-6.

63. Haugen IK, Mathiessen A, Slatkowsky-Christensen B, Magnusson K, Boyesen P, Sesseng S, et al. Synovitis and radiographic progression in non-erosive and erosive hand osteoarthritis: is erosive hand osteoarthritis a separate inflammatory phenotype? Osteoarthr Cartil. Inglaterra; abril de 2016;24(4):647-54. *

64. Haugen IK, Slatkowsky Christensen B, Boyesen P, Sesseng S, van der Heijde D, Kvien TK. A sinovite crescente e as lesões da medula óssea estão associadas à sensibilidade articular incidente na osteoartrite da mão. Ann Rheum Dis. Inglaterra; abril de 2016;75(4):702-8.

65. de Lange-Brokaar BJE, loan-Facsinay A, Yusuf E, Visser AW, Kroon HM, Andersen SN, et al. O grau de sinovite na RMN através de um método de pontuação semi-quantitativo abrangente para todo o joelho correlaciona-se com as características histológicas e macroscópicas da inflamação do tecido sinovial na osteoartrite do joelho. Osteoarthr Cartil. England; Oktober 2014;22(10):1606-13.

66. Sarmanova A, Hall M, Moses J, Doherty M, Zhang W. Synovial changes detected by ultrasound in people with knee osteoarthritis - a meta-analysis

of observational studies. Osteoarthr Cartil. Inglaterra; agosto de 2016;24(8):1376-83.

67. Roze RH, Bierma-Zeinstra SMA, Agricola R, Oei EHG, Waarsing JH. Differences in MRI features between two different osteoarthritis subpopulations: data from the Osteoarthritis Initiative. Osteoarthr Cartil. Inglaterra; Mei 2016;24(5):822-6.

68. Rollin R, Marco F, Jover JA, Garcia-Asenjo JA, Rodriguez L, Lopez-Duran L, et al. Early lymphocyte activation in the synovial microenvironment in patients with osteoarthritis: comparison with rheumatoid arthritis patients and healthy controls. Rheumatol Int. Alemanha; junho de 2008;28(8):757-64.

69. Benito MJ, Veale DJ, FitzGerald O, van den Berg WB, Bresnihan B. Synovial tissue inflammation in early and late osteoarthritis. Ann Rheum Dis. Inglaterra; setembro de 2005;64(9):1263-7.

70. Ene R, Sinescu RD, Ene P, Cirstoiu MM, Cirstoiu FC. Synovial inflammation in patients with different stages of knee osteoarthritis (Inflamação sinovial em pacientes com diferentes estágios de osteoartrite do joelho). Rom J Morphol Embryol = Rev Roum Morphol Embryol. Roménia; 2015;56(1):169-73.

71. Prieto-Potin I, Largo R, Roman-Blas JA, Herrero-Beaumont G, Walsh DA. Characterization of multinucleated giant cells in synovium and subchondral bone in knee osteoarthritis and rheumatoid arthritis. BMC Musculoskelet Disord. Inglaterra; agosto de 2015;16:226.

72. Sokolove J, Lepus CM. O papel da inflamação na patogénese da osteoartrite: últimas descobertas e interpretações. Ther Adv Musculoskelet Dis. Inglaterra; abril de 2013;5(2):77-94.

73. Goldring MB. Chondrogenesis, chondrocyte differentiation, and articular cartilage metabolism in health and osteoarthritis (Condrogénese, diferenciação de condrócitos e metabolismo da cartilagem articular na saúde e na osteoartrite). Ther Adv Musculoskelet Dis. Inglaterra; agosto de 2012;4(4):269-85.

74. Bonnet CS, Walsh DA. Osteoarthritis, angiogenesis and inflammation (Osteoartrite, angiogénese e inflamação). Rheumatology (Oxford). Inglaterra; janeiro de 2005;44(1):7-16.

75. Smith MD, Triantafillou S, Parker A, Youssef PP, Coleman M. Synovial membrane inflammation and cytokine production in patients with early osteoarthritis. J Rheumatol. Canada; Februarie 1997;24(2):365-71.

76. Myers SL, Brandt KD, Ehlich JW, Braunstein EM, Shelbourne KD, Heck DA, et al. Synovial inflammation in patients with early osteoarthritis of the knee. J Rheumatol. Canadá; dezembro de 1990;17(12):1662-9.

77. Soren A, Cooper NS WT. A natureza e a designação da osteoartrite determinada pela sua histopatologia. Clin Exp Rheumatol,. Clin Exp Rheumatol. 1988;6((1)):41-6.

78. Roemer FW, Kassim Javaid M, Guermazi A, Thomas M, Kiran A, Keen R, et al. Anatomical distribution of synovitis in knee osteoarthritis and its association with joint effusion assessed on non-enhanced and contrast-enhanced MRI. Osteoarthr Cartil. England; Oktober 2010;18(10):1269-74.

79. Williams PT. Effects of running and walking on osteoarthritis and hip replacement risk. Med Sci Sports Exerc. Estados Unidos; julho de 2013;45(7):1292-7.

80. Haywood L, McWilliams DF, Pearson CI, Gill SE, Ganesan A, Wilson D, et al. Inflamação e angiogénese na osteoartrite. Arthritis Rheum. Estados Unidos; agosto de 2003;48(8):2173-7.

81. Yamada H, Nakashima Y, Okazaki K, Mawatari T, Fukushi J, Oyamada A, et al. Acumulação preferencial de células Th1 activadas não só na artrite reumatoide mas também nas articulações da osteoartrite. J Rheumatol. Canada; Augustus 2011;38(8):1569-75.

82. Lam J, Takeshita S, Barker JE, Kanagawa O, Ross FP, Teitelbaum SL. O TNF-a induz a osteoclastogénese através da estimulação direta de macrófagos expostos a níveis permissivos do ligando RANK. J Clin Invest. 2000;106(12):1481-8.

83. Bondeson J. Estamos a avançar na direção certa com a descoberta de medicamentos para a osteoartrite? Expert Opin Ther Targets [Internet]. Taylor & Francis; 01 de dezembro de 2011;15(12):1355-68. Disponível em: https://doi.org/10.1517/14728222.2011.636740

84. Kolomytkin O V, Marino AA, Waddell DD, Mathis JM, Wolf RE, Sadasivan KK, et al. IL-1beta-induced production of metalloproteinases by synovial cells depends on gap junction conductance. Am J Physiol Cell Physiol [Internet]. 2002;282(6):C1254-60. Disponível em: http://www.ncbi.nlm.nih.gov/entrez/query.fcgi?cmd=Retrieve&db=PubM e d&dopt=Citation&list_uids=1199723 9

85. Tonon R, D'Andrea P. A expressão funcional da conexina 43 nos condrócitos articulares é aumentada pela interleucina 1beta: evidência de um mecanismo dependente de Ca2+. Biorheology [Internet]. 2002;39(1-2):153- 60. Encontra-se disponível em: http://www.ncbi.nlm.nih.gov/entrez/query.fcgi?cmd=Retrieve&db=PubM e d&dopt=Citation&list_uids=12082278

86. Gupta A, Niger C, Buo AM, Eidelman ER, Chen RJ, Stains JP. Connexin43 enhances the expression of osteoarthritis-associated genes in synovial fibroblasts in culture. BMC Musculoskelet Disord. 2014;15(1):1-

11.

87. Adamopoulos IE, Wordsworth PB, Edwards JR, Ferguson DJ, Athanasou NA. Osteoclast differentiation and bone resorption in multicentric reticulohistiocytosis. Hum Pathol. Estados Unidos; setembro de 2006;37(9):1176-85.

88. Ogawa K, Mawatari M KM et al. Existem osteoclastos maduros e activados na sinóvia da coxartrose rapidamente destrutiva. J Bone Min Metab. 25:354-60.

89. Schett G, Firestein GS. Mr Outside and Mr Inside: visões clássicas e alternativas sobre a patogénese da artrite reumatoide. Ann Rheum Dis. Inglaterra; Mei 2010;69(5):787-9.

90. Hugle T, Kovacs H, Heijnen IAFM, Daikeler T, Baisch U, Hicks JM, et al. Metabolómica do líquido sinovial em diferentes formas de artrite avaliada por espetroscopia de ressonância magnética nuclear. Clin Exp Rheumatol. Itália; 2012;30(2):240-5.

91. Roemer FW, Kwoh CK, Hannon MJ, Hunter DJ, Eckstein F, Fujii T, et al. O que vem primeiro? Envolvimento de múltiplos tecidos que leva à osteoartrite radiográfica: análise da trajetória baseada em imagens de ressonância magnética ao longo de quatro anos na iniciativa da osteoartrite. Arthritis Rheumatol (Hoboken, NJ). Estados Unidos; Mei 2015;67(8):2085-96.

92. Dore D, Martens A, Quinn S, Ding C, Winzenberg T, Zhai G, et al. Bone marrow lesions predict site-specific cartilage defect development and volume loss: a prospective study in older adults. Arthritis Res Ther [Internet]. BioMed Central; 29 de dezembro de 2010;12(6):R222-R222. Encontra-se disponível em: http://www.ncbi.nlm.nih.gov/pmc/articles/PMC3046535/

93. Yang C-C, Lin C-Y, Wang H-S, Lyu S-R. Matrix metalloproteases and tissue inhibitors of metalloproteinases in medial plica and pannus-like tissue contribute to knee osteoarthritis progression. PLoS One. Estados Unidos; 2013;8(11):e79662.

94. de Lange-Brokaar BJE, Kloppenburg M, Andersen SN, Dorjee AL, Yusuf E, Herb-van Toorn L, et al. Characterization of synovial mast cells in knee osteoarthritis: association with clinical parameters. Osteoarthr Cartil. Inglaterra; abril de 2016;24(4):664-71.

95. Loeuille D, Chary-Valckenaere I, Champigneulle J, Rat A-C, Toussaint F, Pinzano-Watrin A, et al. Macroscopic and microscopic features of synovial membrane inflammation in the osteoarthritic knee: correlating magnetic resonance imaging findings with disease severity. Arthritis Rheum. Estados Unidos; novembro de 2005;52(11):3492-501.

96. Fowlkes V, Wilson CG, Carver W, Goldsmith EC. Mechanical loading promotes mast cell degranulation via RGD-integrin dependent pathways. J Biomech. Estados Unidos; fevereiro de 2013;46(4):788-95.

97. Adams SBJ, Setton LA, Kensicki E, Bolognesi MP, Toth AP, Nettles DL. Global metabolic profiling of human osteoarthritic synovium (Perfil metabólico global da sinóvia osteoartrítica humana). Osteoarthr Cartil. England; Januarie 2012;20(1):64-7.

98. Zhang W, Likhodii S, Zhang Y, Aref-Eshghi E, Harper PE, Randell E, et al. Classificação de fenótipos de osteoartrite por análise metabolómica. BMJ Open [Internet]. BMA House, Tavistock Square, Londres, WC1H 9JR: BMJ Publishing Group; 19 de novembro de 2014;4(11):e006286. Disponível em: http://www.ncbi.nlm.nih.gov/pmc/articles/PMC4244434/

99. Mickiewicz B, Kelly JJ, Ludwig TE, Weljie AM, Wiley JP, Schmidt TA, et al. Análise metabólica do líquido sinovial do joelho como uma potencial abordagem de diagnóstico da osteoartrite. J Orthop Res. Estados Unidos; novembro de 2015;33(11):1631-8.

100. Kim S, Hwang J, Kim J, Ahn JK, Cha H-S, Kim KH. Metabolite profiles of synovial fluid change with the radiographic severity of knee osteoarthritis. Articulação Osso Coluna. França; outubro de 2017;84(5):605-10.

101. de Sousa EB, Dos Santos GCJ, Duarte MEL, Moura VN, Aguiar DP. Metabolómica como uma ferramenta promissora para o diagnóstico precoce da osteoartrite. Brazilian J Med Biol Res = Rev Bras Pesqui medicas e Biol. Brasil; setembro de 2017;50(11):e6485.

102. Karaman I, Guney A, Dogar F, Kafadar IH, Bilal O, Oner M, et al.
103. Comparação da sinovectomia artroscópica, radioactiva e combinada no tratamento da sinovite crónica inespecífica do joelho. Med Princ Pract.
104. 2014;23(6):551-5.

105. Akme^e R, Yildiz KI, Isik C, Tecimel O, Bilgetekin YG, Firat A, et al. Sinovectomia artroscópica combinada e radiossinoviortese no tratamento da sinovite crónica não específica do joelho. Arch Orthop Trauma Surg. 2013;133(11):1567-73.

106. P.M V, M.M. D. Estudo clinicopatológico de lesões sinoviais inflamatórias. Int J Biol Med Res Int J Biol Med Res. 2011;2(4):882-8.

107. Schaumburger J, Trum S, Anders S, Beckmann J, Winkler S, Springorum HR, et al. Sinovectomia química com morrhuate de sódio no tratamento de derrame articular sintomático recorrente do joelho. Rheumatol Int. 2012;32(10):3113-7.

108. Singhal O, Kaur V, Singhal M, Machave Y, Gupta A, Kalhan S. Arthroscopic synovial biopsy in definitive diagnosis of joint diseases: An

evaluation of efficacy and precision. Int J Appl Basic Med Res [Internet]. 2012;2(2):102. Opgehaal van:

109. http://www.ijabmr.org/text. asp?2012/2/2/102/106351

110. Chatzopoulos D, Moralidis E, Markou P, Makris V. Sinovectomia por radiação de ítrio-90 na osteoartrite do joelho: Uma avaliação prospetiva aos 6 e 12 meses. Nucl Med Commun. 2009;30(6):472-9.

111. Krasnokutsky S, Samuels J, Abramson SB. Osteoarthritis in 2007. Bull NYU Hosp Jt Dis. Estados Unidos; 2007;65(3):222-8.

112. Hussein MR, Fathi NA, El-Din AME, Hassan HI, Abdullah F, Al-Hakeem E, et al. Alterações dos subconjuntos de células T CD4 (+), CD8 (+), interleucinas 1beta, IL-10, IL-17, fator de necrose tumoral alfa e molécula de adesão intercelular solúvel-1 na artrite reumatoide e osteoartrite: observações preliminares. Pathol Oncol Res. Países Baixos; setembro de 2008;14(3):321- 8.

113. Fernandez-Madrid F, Karvonen RL, Teitge RA, Miller PR, Negendank WG. Características de RM da osteoartrite do joelho. Magn Reson Imaging. Holanda; 1994;12(5):703-9.

114. Fernandez-Madrid F, Karvonen RL, Teitge RA, Miller PR, An T, Negendank WG. Espessamento sinovial detectado por imagem de RM na osteoartrite do joelho confirmada por biópsia como sinovite. Magn Reson Imaging. Netherlands; 1995;13(2):177-83.

115. Loeuille D, Rat A-C, Goebel J-C, Champigneulle J, Blum A, Netter P, et al. Ressonância magnética na osteoartrite: que método reflecte melhor a inflamação da membrana sinovial? Correlações com características clínicas, macroscópicas e microscópicas. Osteoarthr Cartil. Inglaterra; setembro de 2009;17(9):1186-92.

116. Hill CL, Gale DG, Chaisson CE, Skinner K, Kazis L, Gale ME, et al. Derrames no joelho, quistos poplíteos e espessamento sinovial: associação com dor no joelho na osteoartrite. J Rheumatol. Canada; Junie 2001;28(6):1330-7.

117. Hill CL, Hunter DJ, Niu J, Clancy M, Guermazi A, Genant H, et al. Synovitis detected on magnetic resonance imaging and its relation to pain and cartilage loss in knee osteoarthritis. Ann Rheum Dis. Inglaterra; dezembro de 2007;66(12):1599-603.

118. Baker K, Grainger A, Niu J, Clancy M, Guermazi A, Crema M, et al. Relação da sinovite com a dor no joelho utilizando ressonâncias magnéticas com contraste. Ann Rheum Dis. Inglaterra; outubro de 2010;69(10):1779-83.

119. Ayral X, Pickering EH, Woodworth TG, Mackillop N, Dougados M. Synovitis: Um potencial fator preditivo da progressão estrutural da

osteoartrite do joelho tibiofemoral medial - Resultados de um estudo artroscópico longitudinal de 1 ano em 422 doentes. Osteoarthr Cartil. 2005;13(5):361-7.

120.   Roemer FW, Zhang Y, Niu J, Lynch JA, Crema MD, Marra MD, et al.

121.   Osteoartrite da articulação tibiofemoral: factores de risco para a perda rápida de cartilagem representada por RM durante um período de 30 meses no estudo multicêntrico da osteoartrite. Radiologia. Estados Unidos; setembro de 2009;252(3):772-80.

122.   Jr AHC. OSTEOTOMIAS CORRETIVAS DO JOELHO [Internet]. Décima segunda edição. Campbell's Operative Orthopaedics, 12/e. Elsevier Inc.; 453-483.e2 bl. Disponível em: http://dx.doi.org/10.1016/B978-0-323- 07243-4.00009-8

123.   Academia Americana de Cirurgiões Ortopédicos. Tratamento da osteoartrite do joelho: Diretriz baseada em evidências, 2ª edição. J Am Acad Orthop Surg. 2013 ;973.

124.   Yuan HF, Guo CA, Yan ZQ. A plica mediopatelar como fator de risco para a osteoartrite do joelho? Chin Med J (Engl). 2015;128(2):277-8.

125.   Chevalier X, Goupille P, Beaulieu AD, Burch FX, Bensen WG, Conrozier T, et al. Injeção intra-articular de anakinra na osteoartrite do joelho: um estudo multicêntrico, aleatório, em dupla ocultação, controlado por placebo. Arthritis Rheum. Estados Unidos; Maart 2009;61(3):344-52.

126.   Verbruggen G, Wittoek R, Vander Cruyssen B, Elewaut D. Tumour necrosis fator blockade for the treatment of erosive osteoarthritis of the interphalangeal finger joints: a double blind, randomised trial on structure modification. Ann Rheum Dis. Inglaterra; junho de 2012;71(6):891-8.

127.   Ohtori S, Orita S, Yamauchi K, Eguchi Y, Ochiai N, Kishida S, et al. Eficácia da injeção direta de etanercept nas articulações do joelho para a dor na osteoartrite moderada e grave do joelho. Yonsei Med J. 2015;56(5):1379- 83.

128.   Zhang W, Moskowitz RW, Nuki G, Abramson S, Altman RD, Arden N, et al. Recomendações da OARSI para a gestão da osteoartrite da anca e do joelho, Parte II: Orientações de consenso de peritos da OARSI baseadas em provas. Osteoarthr Cartil. Inglaterra; fevereiro de 2008;16(2):137-62.

129.   Brandt KD, Mazzuca SA, Buckwalter KA. A acetaminofena, tal como os AINEs convencionais, pode reduzir a sinovite em joelhos osteoartríticos. Rheumatology. 2006;45(11):1389-94.

130.   Gineyts E, Mo JA, Ko A, Henriksen DB, Curtis SP, Gertz BJ, et al. Effects of ibuprofen on molecular markers of cartilage and synovium

turnover in patients with knee osteoarthritis synovium turnover in patients with osteoarthritis. Ann Rheum Dis. 2004;63(7):857-61.

131.	Arden NK, Reading IC, Jordan KM, Thomas L, Platten H, Hassan A, et al. A randomised controlled trial of tidal irrigation vs corticosteroid injection in knee osteoarthritis: the KIVIS Study. Osteoarthr Cartil. Inglaterra; Junie

132.	2008;16(6):733-9.

133.	Bellamy N, Campbell J, Robinson V, Gee T, Bourne R, Wells G. Intraarticular corticosteroid for treatment of osteoarthritis of the knee. Base de dados Cochrane Syst Rev. Inglaterra; abril de 2006;(2):CD005328.

134.	Ossyssek B, Anders S, Grifka J, Straub RH. A sinovectomia cirúrgica diminui a densidade das fibras nervosas sensoriais no tecido sinovial de controlos não inflamados e de doentes com artrite reumatoide. J Orthop Res. 2011;29(2):297-302.

135.	Pan X, Zhang X, Liu Z, Wen H, Mao X. Tratamento da sinovite crónica do joelho: Sinovectomia artroscópica ou aberta. Rheumatol Int. 2012;32(6):1733-6.

136.	Haughom BD, Brandon @bullet, Erickson J, Bush-Joseph CA. 95. Sinovectomia Artroscópica do Joelho [Internet]. Quarta Edi. DeLee, Drez e Medicina Esportiva Ortopédica de Miller. Elsevier Inc.; 2018. 1107-1111.e1 bl. Disponível em: http://dx.doi.org/10.1016/B978-1-4557- 4376-6.00095-0

137.	Blahut J. [Sinovectomia da articulação do joelho]. Ata Chir Orthop Traumatol Cech. República Checa; 2003;70(6):371-6.

138.	Ting NT, Springer BD. Rationale for the Use of Cementless [Internet]. Sexta edição. Insall & Scott Surgery of the Knee, 2-Volume Set. Elsevier Inc.; 2017. 1572-1575.e1 bl. Opgehaal van: http://dx.doi.org/10.1016/B978-0-323-40046-6.00143-X

139.	Lonner BJH, Deirmengian C a. Atualização da especialidade O que há de novo na cirurgia reconstrutiva do joelho em adultos. Epidemiologia [Internet]. Elsevier; 2008;95(2):2828-37. Disponível em: http://dx.doi.org/10.1016/S0021- 9355(13)70049-3

140.	k. Krackow. The technique of total knee arthroplasty. St. Louis: 1990.

141.	Yasgur DJ, Scuderi GR, Insall JN. Libertação medial para a deformidade fixa de Varus.

142.	Gonzalez, M. H., & Mekhail AO. A artroplastia total do joelho falhada: avaliação e etiologia. J Am Acad Orthop Surg. 2004;12(6):436-

46.

143.   Ohdera T, Tokunaga M, Hiroshima S, Yoshimoto E, Matsuda S. Hemartrose recorrente após artroplastia da articulação do joelho: Etiologia e Tratamento. J Arthroplasty. 2004; 19(2):157-61.

144.   Dajani KA, Stuart MJ, Dahm DL, Levy BA. Arthroscopic Treatment of Patellar Clunk and Synovial Hyperplasia After Total Knee Arthroplasty. J Arthroplasty [Internet]. Elsevier Inc.; 2010;25(1):97-103. Opgehaal van:

145.   http://dx.doi.Org/10.1016/j.arth.2008.11.005

146.   Pollock DC, Ammeen DJ, Engh GA. Synovial entrapment: a complication of posterior stabilized total knee arthroplasty. J Bone Joint Surg Am. Estados Unidos; dezembro de 2002;84-A(12):2174-8.

147.   Takahashi M, Miyamoto S, Nagano A. Arthroscopic treatment of soft- tissue impingement under the patella after total knee arthroplasty. Arthroscopy. Estados Unidos; abril de 2002;18(4):E20.

148.   Mihalko WM. Técnica 10 - Artroplastia total de haste: abordagem estandar na linha média e preparação osea [Internet]. Campbell. Principales procedimientos en cirugia ortopedica y traumatologia. Elsevier Espa8#241;a, S.L.U.; 2016. 50-55 bl. Opgehaal van: http://dx.doi.org/10.1016/B978-84-9022-985-9/00010-0

149.   Tanavalee a, Honsawek S, Rojpornpradit T, Sakdinakiattikoon M, Ngarmukos S. Inflammation related to synovectomy during total knee replacement in patients with primary osteoarthritis: a prospective, randomised study. J Bone Joint Surg Br. 2011;93(8):1065-70.

150.   Kilicarslan K, Yalcin N, Cicek H, Dogramaci Y, Ugurlu M, Ozkan H, et al. The effect of total synovectomy in total knee arthroplasty: a prospective randomized controlled study. Knee Surg Sport Traumatol Arthrosc [Internet]. 2011;19(6):932-5. Disponível em: http://download.springer.com/static/pdf/909/art%3A10.1007%2Fs00167-010-1270

151.   6 .pdf?auth66=1362872975_3 875b7935e1207df3414d979c5 a7ebeb&ext=. pdf

152.   Zhaoning X, Xu Y, Shaoqi T, Baiqiang H, Kang S. The effect of synovectomy on bleeding and clinical outcomes for total knee replacement. Bone Jt J [Internet]. 2013;95(9):1197-200. Disponível em: http://onlinelibrary.wiley.com/o/cochrane/clcentral/articles/023/CN-00914023/frame.html

153.   Bernal-Fortich LD, Aguilar CA, Rivera-Villa AH, Galindo-Avalos J, Aguilera-Martinez P, Torres-Gonzalez R, et al. Um estudo prospetivo randomizado de sinovectomia total versus sinovectomia limitada na

artroplastia total primária do joelho: avaliação de sangramento, dor pós-operatória e qualidade de vida com SF-12 v2. Eur J Orthop Surg Traumatol [Internet]. Springer Paris; 2018;(0123456789). Opgehaal van: http://link.springer.com/10.1007/s00590-018-2139-5

154.   Kooner SS, Clark M. O efeito da sinovectomia na artroplastia total do joelho para osteoartrite primária: uma meta-análise. J Knee Surg. 2016;

155.   Zhao Z, Xu J, Wang R, Xu L. A eficácia da sinovectomia na artroplastia total do joelho: uma meta-análise. J Orthop Surg Res [Internet]. 2018;13(1):51. Disponível em: http://www.ncbi.nlm.nih.gov/pubmed/29530063https://josr-online.biomedcentral.com/articles/10.1186/s13018-018-0752-y

156.   Patil N, Nett MP, Jr AT, Scuderi GR. Capítulo 104 - Abordagens cirúrgicas na artroplastia total do joelho: Standard and MIS Techniques [Internet]. Quinta edição. Insall & Scott Surgery of the Knee. Elsevier Inc.; 1029-1041.e2 bl. Opgehaal van: http://dx.doi.org/10.1016/B978-1-4377-1503-3.00104-9

157.   Sanna M, Sanna C, Caputo F, Piu G. Articulações Abordagens cirúrgicas na artroplastia total do joelho J oints. 2013;1(2):34-44.

158.   Abdel MP, Della Valle CJ. A abordagem cirúrgica para revisão da artroplastia total do joelho. Bone Joint J. 2016;98-B(1):113-5.

159.   Della Valle CJ, Berger RA, Rosenberg AG. Exposições cirúrgicas na artroplastia total de revisão do joelho. Clin Orthop Relat Res. 2006;(446):59-68.

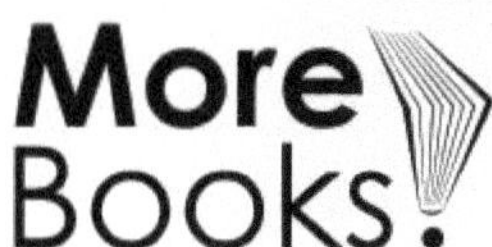

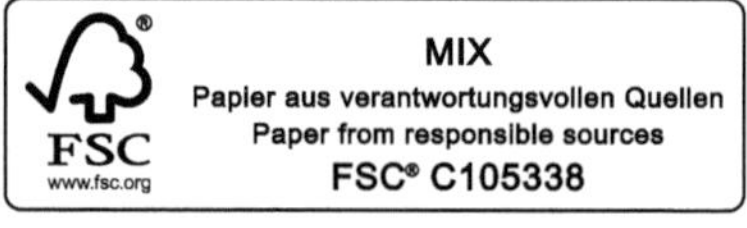

Printed by Books on Demand GmbH, Norderstedt / Germany